抑郁躯体化的跨文化研究

周晓璐 著

东南大学出版社
SOUTHEAST UNIVERSITY PRESS

·南京·

图书在版编目(CIP)数据

抑郁躯体化的跨文化研究 / 周晓璐著. — 南京：
东南大学出版社，2022.6
ISBN 978-7-5766-0122-0

Ⅰ.①抑… Ⅱ.①周… Ⅲ.①抑郁症—研究 Ⅳ.
①R749.4

中国版本图书馆 CIP 数据核字(2022)第 083055 号

责任编辑:胡中正　　责任校对:张万莹　　封面设计:毕　真　　责任印制:周荣虎

抑郁躯体化的跨文化研究
Yiyu Qutihua De Kuawenhua Yanjiu

著　　者　周晓璐
出版发行　东南大学出版社
社　　址　南京市四牌楼 2 号(邮编:210096　电话:025-83793330)
经　　销　全国各地新华书店
印　　刷　广东虎彩云印刷有限公司
开　　本　700mm×1000mm　1/16
印　　张　9
字　　数　150 千字
版　　次　2022 年 6 月第 1 版
印　　次　2022 年 6 月第 1 次印刷
书　　号　ISBN 978-7-5766-0122-0
定　　价　45.00 元

序一

　　获悉周晓璐博士的著作《抑郁躯体化的跨文化研究》由东南大学出版社出版，作为她的导师，我非常高兴。本书的特色是从社会文化角度对抑郁症的症状表现进行探索，有助于理解我国相对于欧裔西方人的抑郁症状表达特点及其机制，为我国抑郁症的本土化评估和治疗奠定了基础。

　　一直以来，晓璐对心理健康领域有着浓厚的学术兴趣。在读硕士期间，她参加了我与加拿大康考迪亚大学 Andrew G. Ryder 博士关于社交焦虑症的跨文化合作项目，对文化和心理健康的关系这一议题有了初步的了解。在读博士期间，她在国家留学基金委的资助下，接受我和 Ryder 博士的联合培养，对抑郁症的症状表现进行跨文化研究。本书是在她的博士论文基础上修改完成的，囊括了她读博士期间以及参加工作后关于该主题的系列研究成果，其中部分成果发表于 *Journal of Affective Disorders*、*Transcultural Psychiatry* 等抑郁症、文化精神病学领域内的国际顶尖学术期刊，表明她的研究成果获得了学术界的认可。

　　中国人相对欧裔西方人在抑郁症状表现上有何特点？早在 20 世纪七八十年代，研究者们（如，Kleinman，1982；Tseng，1975；Tsoi，1985）就发现，中国病人经常以躯体症状为主诉，如头痛、失眠、头晕等；而西方病人则多报告心理症状，如抑郁心境、快感缺乏等。后续研究者不断改进研究设计，仍然得到相似的结论（Parker et al.，2001；Ryder et al.，2008）。在本书中，周晓璐对比了中国和欧裔加拿大抑郁和焦虑共病的临床病人报告的抑郁和焦虑症状，获得了有趣的研究发现：在表达抑郁症状上，中国临床病人的确比加拿大病人更倾向于表达躯体症状，这一点与前人研究结果一致；但在焦虑症状上，加拿大病人反而比中国病人更趋向于表达躯体症状。因此，"躯体化"这一现象仅与抑郁症相关，不能泛化至其他心理病症。

文化是如何影响临床病人的症状表现的呢？社会文化成员共有的对特定病症的理解和表达可以被看作一组文化文本。这一文本引导社会文化成员关注症状的社会意义，聚焦"有意义"的或是"重要的"内部体验，进而形成对自身体验的理解。此外，文化文本还引导社会文化成员做出目标性行为，如强调那些可以给自己带来社会支持、医疗资源，或避免社会污名的症状。文化文本不仅仅是给患者提供一系列的行为选择，而且深刻塑造了社会成员对特定体验的关注和强调。可以说，不同的社会文化环境"孕育"了不同的症状。本书认为，躯体化即是中国人抑郁症表达的文化文本，该文本包括两个维度：理解交流与痛苦体验。在此基础上，本书提出并验证了由文化价值观到抑郁症状的结构模型：躯体化文化文本位于模型的中间，一方面受到传统文化价值观的影响，另一方面影响了个体的临床表现。具体来说，对于中国抑郁病人而言，中国传统价值观包含了一种观点，即躯体症状比心理症状带来的社会性麻烦较小，这一理解与躯体化文化文本的理解交流维度相联系，该维度不鼓励向家人以外的人承认自己的心理问题。而躯体化文化文本的痛苦体验维度让个体在面对难以承受的社会心理压力时便会感受到并直接报告躯体不适，这一反应方式导致了个体强调躯体症状，表现出强烈的躯体化倾向。本书进一步将该抑郁躯体化模型拓展至同样有着躯体化倾向的韩国抑郁病人群体中，说明该模型可以在更大的范围内解释抑郁躯体化现象。

总体而言，本书对于抑郁症的文化差异及其原因有一些新的发现，例如，中国人相对欧裔西方人而言的躯体化倾向主要与抑郁相关，不能推及其他心理障碍；抑郁躯体化文化文本包括理解交流与痛苦体验两个维度，且两个维度分别与不同的变量相关；抑郁躯体化的文化模型不仅适用于中国人群，还适用于有着类似抑郁躯体化倾向的韩国人群。这些发现有助于我们更好地理解抑郁症以及文化和抑郁症的关系。毫无疑问，晓璐的这本书对于同类研究具有较好的参考价值。

值得提出的是，本书的研究对象分别来自中国、加拿大和韩国的多家医院，尤其还包括了中国与韩国城乡临床病人，晓璐在国际学术网络的支持下获得相关数据，殊为不易。现在这本书得以出版，特向她表示祝贺。希望本书得到精神病学、临床心理学、文化心理学等领域学者的关注，也希望有更多的学者投入这一领域，做出更多开拓性的研究。

是为序。

彭运石

2022. 3. 17

序二

More than twenty years ago, as part of my clinical training, I spent a summer working at a psychiatric research hospital in Toronto. During this time, I was assigned to share an office with Dr. Yang Jian, a postdoctoral scholar from Changsha, China. I was already conducting research on acculturation and mental health among Chinese migrants to Canada, but Dr. Yang suggested something more ambitious: perhaps I could conduct cross-cultural clinical psychology research, with samples from Canada and China. This suggestion ended up shaping my entire career.

Dr. Yang introduced me to his colleagues, Drs. Yao Shuqiao and Zhu Xiongzhao at Second Xiangya Hospital in Changsha. We decided to conduct a study to directly compare Chinese and Euro-Canadian depressed outpatients on their symptom presentation. Specifically, we sought to directly test the hypothesis, dating back to Kleinman (1977)[1], that Chinese depressed outpatients would tend to present more somatic symptoms than their 'Western' counterparts. We also hypothesized, in parallel, that Euro-Canadian depressed outpatients would tend to present more psychological symptoms than those in China. The results were confirmed (Ryder et al., 2008) and included in my doctoral dissertation.

Once I began my academic career at Concordia University

---

[1] Kleinman A, 1977. Depression, somatization and the "new cross-cultural psychiatry"[J]. Social Science and Medicine, 11: 3 - 10.

in Montreal, I had the opportunity to replicate and extend this research to urban and rural research sites in Hunan (Changsha and Huihua) and also in South Korea (Seoul and Wonju). I was also able to collect student data at Hunan Normal University. In the latter task, I was greatly aided by the author of this book, who was a graduate student at the time. As I am unable to communicate in Chinese, I had to depend on Zhou Xiaolu for the success of this research. In the early stages, this largely involved careful translation checking, survey administration, and data entry.

As time went on, however, I increasingly benefited from her cultural knowledge and her curiosity—traits that I find essential to successful cross-cultural collaborations. As such, I was delighted when she successfully won a scholarship to visit my research lab in Montreal for 18 months, in order to carry out data collection and analysis for her own dissertation. She was a full member of my team during this time and contributed to many of the discussions that shaped my perspective on *cultural-clinical psychology* (Ryder, Ban, Chentsova-Dutton, 2011). While this perspective goes beyond specific questions about Chinese-Western differences or somatic symptom presentations, my long collaboration with Chinese psychologists has been essential.

In brief, the aim of cultural-clinical psychology is to integrate cultural psychology and clinical psychology in order to develop a psychological science of how sociocultural contexts shape mental health. Similar work has been done in the related field of *cultural psychiatry*, largely through a collaboration of psychiatry and anthropology, with contributions from epidemiology, philosophy, sociology, and other fields. Psychology has been largely absent from this interdisciplinary discussion, although individual psychologists have contributed to it over the years.

My colleagues and I wished to fill this gap. Specifically, we sought to develop an approach that would (1) emerge from within psychology and contribute to scientific and applied work in psychology, allowing it to then (2) engage with the other disciplines involved in cultural psychiatry. The decade since we first described the field in 2011 has brought a steady increase in theoretical and empirical research on cultural-clinical psychology, although much remains to be done. Books on the topic have started to appear only recently (e. g. , Maercker,

Heim, & Kirmayer, 2018)[1]. To the best of my knowledge, this book is the first on this topic to appear in Chinese.

I would now like to briefly summarize two core theoretical ideas of cultural-clinical psychology that are central to Dr. Zhou's work, and then turn to the work itself. First, cultural-clinical psychology is grounded on the premise that culture, mind, and brain mutually interact to such an extent that they are best understood as levels of a single system. This claim builds on the pioneering work of Shweder (1991) in cultural psychology, which argued that culture and mind "make each other up": people think, feel, and act in ways that are framed by a shared cultural meaning system; but that cultural meaning system is, at the same time, built from people thinking, feeling, and acting.

In light of the increasing centrality of the brain in our understanding of mental health, we have followed the emergence of such sub-fields as cultural neuroscience and neuroanthropology in arguing for the inclusion of the brain. At the same time, we advocate a perspective in which mind and brain are not redundant; rather, we benefit from understanding them as *separate* (or at least, separable) levels of the *same* system. Mind includes conscious awareness and intentionality. In keeping with contemporary research programs in "4E cognition", mind is embodied, embedded, enacted, and extended, in various ways that incorporate body parts, actions, tools, and even other people.

The brain level, by contrast, is not amenable to introspection or social observation but its structure and function can be measured, albeit imperfectly, through technologies such as fMRI. Importantly for our purposes, the evolved brain places all kinds of constraints on what we think, feel, and act—yet, a signature evolved characteristic of the *human* brain is sensitivity to sociocultural inputs, especially during childhood and adolescence. Animals are motivated to pursue food when hungry. Only humans are capable of producing, for example, religious systems that demand avoidance of certain foods, or that one avoid all foods on certain special days. A growing body of literature, including important work from China, has shown how cross-cultural differences in cognition can be

---

① Maercker A, Heim E & Kirmayer L J (Eds.), 2018. Cultural clinical psychology and PTSD[M]. Newburyport, MA: Hogrefe Publishing.

observed in the brain (e. g. , Hans, 2017)[①].

A culture-mind-brain approach is potentially transformative for clinical psychology. Patients undergoing psychotherapy show observable brain changes. Those receiving pharmacotherapy can experience personality trait changes. Meanwhile, the success of either psychotherapy or pharmacotherapy is affected, at least in part, by culturally-shared beliefs about the effects of treatment (Barsky et al. , 2002)[②]; and the success of a new treatment can influence the larger culture by shifting beliefs about help-seeking options (Pescosolido et al. , 2010)[③].

The second important idea from cultural-clinical psychology, central to Dr. Zhou's own work, is that mental disorders can be understood as looping patterns that involve the various levels of culture, mind, and brain. Neural activity may be generating various symptoms, but the brain also responds to cues from the social world. What we call 'mental disorders' involve a subjective experience of chaos: somatic, emotional, and cognitive experiences, along with troublesome behaviors. Sufferers are motivated to make sense of their suffering, and consensually-shared cultural models of different ways in which we suffer, or should suffer (Chentsova-Dutton & Ryder, 2019)[④]. Bewildering experiences are assigned a name.

Attention to certain experiences contributes to their emergence as symptoms, and symptoms are organized into syndromes. A North American cultural script of how a heart attack unfolds means that certain kinds of physical sensations, such as chest pain, are interpreted as dangerous. Moreover, the very attribution of danger increases anxiety, which can in turn increase chest pain. The result is a panic attack. In societies with different cultural models to guide understanding of dangerous physical sensations, different kinds of panic attacks are observed

① Han S, 2017. The social cultural brain: Cultural neuroscience approach to human nature[M]. Oxford: Oxford University Press.

② Barsky A J, Saintfort R, Rogers M P, Borus J F, 2002. Nonspecific medication side effects and the nocebo phenomenon[J]. Journal of the American Medical Association, 287(5): 622 – 627.

③ Pescosolido B A, Martin J K, Long J S, Medina T R, Phelan J C, & Link B G, 2010. "A disease like any other"? A decade of change in public reactions to schizophrenia, depression, and alcohol dependence [J]. American Journal of Psychiatry, 167: 1321 – 1330.

④ Chentsova-Dutton Y E, Ryder A G, 2019. Cultural-clinical psychology[A]. In Kitayama S & Cohen D(Eds.), Handbook of cultural psychology (2nd ed.)[M]. New York: Guilford: 365 – 369.

(Hinton & Good, 2009)[1]. Other loops help to maintain suffering. For example, a depressed person might speak to close others in a way that is alienating over the longer term, driving away social support and in turn worsening the depression (Hames, Hagan & Joiner, 2013)[2].

We can now turn our attention to the book itself. Dr. Zhou emphasizes culture and mind in her own empirical work, although with an understanding of these two levels that includes the third. Her starting point was 'Chinese somatization'—the tendency, described above, for Chinese depressed patients to emphasize somatic symptoms—but she pushes this idea beyond previous studies. Dr. Zhou was the first to include anxiety in the study of culture and somatization, rather than limiting her focus to depression. Unexpectedly, she found that the tendency for Chinese patients to emphasize somatic symptoms was limited to depression; indeed, there was evidence that the reverse cultural pattern might hold for anxiety (Chapter 2).

If 'Chinese somatization' is part of the cultural model of depression, specifically, how does this cultural script operate? What is the link between the larger sociocultural context and the symptomatic experiences of individual sufferers? Starting with a Chinese university student sample from Hunan Normal University (Chapter 3), followed by a Chinese clinical sample from three hospitals in Hunan province (Chapter 4), Dr. Zhou was able to demonstrate that the cultural script for 'Chinese somatization' has two related aspects. The first aspect is a communication strategy in which open acknowledgement of psychological suffering is discouraged; a preference for this strategy was predicted by adherence to traditional cultural values. The second aspect is a tendency to make direct reports of somatic experiences as responses to specific psychosocial stressors; this tendency predicted greater reports of somatic symptoms.

Dr. Zhou then extended this two-aspect model of 'Chinese somatization' beyond the Chinese cultural context, to South Korea (Chapter 5). Although there are many cultural differences between these two societies, they do share a

---

[1] Hinton D E, Good B J (Eds.), 2009. Culture and panic disorder [M]. Stanford: Stanford University Press.

[2] Hames J, Hagan C R, Joiner T D, 2013. Interpersonal process indepression[J]. Annual Review of Clinical Psychology, 9: 355 – 377.

long history of common influences, including Confucian and Buddhist teachings along with a similar model of self as predominantly interdependent. Participants were collected from two hospitals in South Korea, and results supported the hypothesis that East Asian cultural scripts for depression involve two related but non-redundant aspects. Again, cultural values played a stronger role in framing how distress is conceptualized and communicated with others, whereas beliefs about how psychosocial stress leads to somatic experiences are more associated with symptom presentation.

Dr. Zhou's book is an excellent showcase of how to rigorously pursue research on the interrelation of culture and psychopathology, using a cultural-clinical psychology framework to guide each step of the research. Her book also raises important questions about what we miss when we assume that North American research findings apply worldwide. Moreover, simply replicating these findings in other countries is not sufficient; a culturally-informed approach is needed. The goal here is not simply to argue that each country is unique and incomparable, but rather to build a global database. We anticipate that some features of psychopathology will indeed be universal, and we will be confident in this finding because we are open to cultural difference. Other features will indeed show cultural differences—and as we go beyond simply documenting these differences and try to *understand* them, we may yet uncover a deeper universality.

I want to close by adding that Dr. Zhou's book documents the power of cross-cultural collaboration at the level of the individual researchers. This kind of research cannot be done individually, and it cannot be done well unless the research teams themselves involve a genuine encounter, across cultural and linguistic divides. Xiaolu Zhou's eighteen months in my research lab, and our correspondence since then, greatly enriched my own understanding of Chinese culture, and was invaluable to my students. I am therefore delighted to see this fruitful collaboration reflected in a cultural-clinical psychology book written for Chinese researchers. And I am pleased that the inevitable questions left unanswered here will provide opportunities for future collaborations. I hope some readers will be inspired to join this international effort.

——**Andrew G. Ryder**
2022. 4. 8

序二译文

　　二十多年前的一个夏天，我在多伦多一家精神病研究医院接受临床培训。在此期间，我与来自中国长沙的杨坚博士共用一间办公室。当时我正以加拿大的中国移民为研究对象，探索文化适应与心理健康的关系。而杨博士提出了一个更为雄心勃勃的提议：也许我可以做加拿大和中国的跨文化临床心理学研究。这个提议对我整个职业生涯产生了深远的影响。

　　杨博士将我介绍给了他的同事：长沙湘雅二医院的姚树桥博士和朱熊兆博士。我们决定开展一个跨文化研究，直接比较中国和欧裔加拿大抑郁门诊病人的症状表现。具体来说，我们希望检验 Kleinman(1977)[①]提出的假设：中国抑郁门诊病人比欧裔西方病人更多地报告躯体症状，而欧裔加拿大抑郁门诊病人则比中国病人更多地报告心理症状。这一假设得到了研究结果的支持(Ryder et al,2008)，它也是我博士论文的重要组成部分。

　　在蒙特利尔康考迪亚大学开始我的学术职业生涯后，我获得机会在中国和韩国分别位于城市和农村的医院(中国长沙和怀化，韩国首尔和原州)收集数据，进一步复制和拓展我的研究。我还从湖南师范大学收集大学生数据。也就是在湖南师范大学，我得到了本书作者周晓璐的帮助。当时她还是一名硕士研究生。由于我不懂中文，周晓璐是这个研究的执行者。在初期，她主要负责复核问卷的翻译、收集数据以及数据输入。

　　但是，随着时间的推移，我越来越多地受益于她的文化知识和好奇心——这是对于成功的跨文化合作非常重要的特质。因此，当她成功获得奖学金能来我在蒙特利尔的实验室进行为期 18 个月的学习，以收集和分析她博士论文的数据时，我

---

　　① Kleinman A, 1977. Depression, somatization and the "new cross-cultural psychiatry"[J]. Social Science and Medicine, 11: 3 - 10.

非常高兴。在这期间,她是我研究团队的正式成员,我们的很多讨论对我关于文化—临床心理学的观点有着重要的贡献(Ryder,Ban,Chentsova-Dutton,2011)。尽管这一观点/视角已经超出了中西方差异或躯体症状表达这些具体问题的范畴,但我与中国心理学家的长期合作确实非常重要。

简单来说,文化—临床心理学的目的是整合文化心理学和临床心理学,以探究社会文化环境是如何影响心理健康的心理科学。文化精神病学也从事相似的研究,该领域主要为精神病学和人类学的交叉领域,同时也吸收了流行病学、哲学、社会学及其他学科的相关知识。心理学基本上没有参与这一跨学科讨论,仅有极少数心理学家对该主题有所贡献。

我和我的同事希望能填补这一空隙。具体来说,我们希望建立这样一个视角:(1)它源自心理学,并对心理学的科学研究和实践有所贡献;(2)它使心理学与文化精神病学等其他学科建立联系。自从2011年我们首次描述文化—临床心理学这一视角以来,尽管还有很多工作待做,但相关理论和实证研究稳步推进。最近,相关专著开始出现(如,Maercker,Heim,Kirmayer,2018)①。据我所知,这本书是本视角在中国出版的第一本专著。

我先简要地总结文化—临床心理学的两个核心观点,这些观点与周博士的工作密切相关,然后再介绍她的工作。首先,文化—临床心理学的前提是文化、心理与大脑相互作用,三者是一个统一系统的不同水平。这一点是基于Shweder的文化心理学理论(Shweder,1991)提出的。Shweder认为,文化与心理"相互建构":人们的认知、情绪和行为均为文化意义系统所塑造;而文化意义系统同时也建立在人们的认知、情绪和行为上。

鉴于大脑在我们对心理健康的理解中占据越来越中心的地位,也随着文化神经科学、神经人类学等分支的崛起,我们认为应该把大脑纳入我们的体系中。同时,我们倡导这样的观点:心理与大脑并非冗余,而是同一体系的不同(至少是可分开的)水平。心理包括意识和意向性。按照现在"4E认知"取向的观点,心理是具身(embodied)、嵌入(embedded)、生成(enacted)、延展(extended)的,包括身体部分、行为、工具,甚至他人。

然而,大脑水平无法通过内省或社会观察的方式进行探究,但其结构和功能可通过功能性磁共振成像等技术进行测量,尽管这种测量是不完美的。对我们的视角而言更重要的是,不断演化的大脑限制了我们的认知、情绪和行为——但是,人类大脑的一个重要特点是它对社会文化输入敏感,尤其是在儿童和青少年时期。

---

① Maercker A, Heim E & Kirmayer L J (Eds.), 2018. Cultural clinical psychology and PTSD[M]. Newburyport, MA: Hogrefe Publishing.

动物的本能是在饥饿时寻找食物。只有人类能建立，例如，宗教体系，要求禁食特定食物，或在特定时期不进食。越来越多的文献，包括中国的重要研究工作，显示了认知的跨文化差异可在大脑中观察到（如，Han S,2017）①。

文化—心理—大脑视角对临床心理学有启示作用。病人在接受心理治疗时，大脑发生了相应的变化。接受药物治疗的病人也会出现人格特征的改变。同时，无论是心理治疗还是药物治疗的效果至少部分受到了人们对于治疗效果的信念的影响，这些信念是文化群体内所共有的（Barsky et al.,2002）②；而新的治疗方式的成功也可以通过给予人们更多的选择进而对文化产生影响（Pescosolido et al.,2010）③。

文化—临床心理学的第二个重要观点，同时也是对周博士的工作非常重要的观点，是可以将心理障碍理解为文化、心理和大脑多个水平的循环。神经活动可以产生多个症状，但同时大脑也对社会线索作出反应。我们说的"心理障碍"包含对躯体、情绪、认知、行为等各种杂乱信息的主观体验。患者需要理解他们的痛苦，以及所在文化环境下一致认同的关于痛苦体验，或应该有哪些痛苦体验的模型（Chentsova-Dutton & Ryder,2019）④，以给纷繁杂乱的体验赋名。

对特定体验的关注会导致这些体验成为症状，多个症状进而组成综合征。一个关于北美心脏病发作的文化文本意味着特定身体感觉（如胸痛）被理解为危险的。这种危险感增加了焦虑，焦虑又反过来增加胸痛感。最后的结果就是惊恐发作。有着不同文化模型的社会会引导个体关注不同的躯体感觉，将不同的躯体感觉列入危险范畴，进而导致不同的惊恐发作（Hinton & Good,2009）⑤。还有一些循环起到维持痛苦的作用。例如，一位抑郁个体一直都用一种不太合适的方式与亲密他人说话，从而失去了社会支持，进而导致抑郁程度越发严重（Hames,Hagan & Joiner,2013）。⑥

现在，我们回到这本书。周博士在她的实证研究中强调文化和心理，但对这两个水平的理解也包含了第三个水平——大脑。她的研究出发点是"中国躯体

① Han S, 2017. The social cultural brain: Cultural neuroscience approach to human nature[M]. Oxford: Oxford University Press.

② Barsky A J, Saintfort R, Rogers M P, Borus J F, 2002. Nonspecific medication side effects and the nocebo phenomenon[J]. Journal of the American Medical Association, 287(5): 622-627.

③ Pescosolido B A, Martin J K, Long J S, Medina T R, Phelan J C, & Link B G, 2010. "A disease like any other"? A decade of change in public reactions to schizophrenia, depression, and alcohol dependence [J]. American Journal of Psychiatry, 167: 1321-1330.

④ Chentsova-Dutton Y E, Ryder A G, 2019. Cultural-clinical psychology[A]. In Kitayama S & Cohen D(Eds.), Handbook of cultural psychology (2nd ed.)[M]. New York: Guilford: 365-369.

⑤ Hinton D E, Good B J (Eds.), 2009. Culture and panic disorder[M]. Stanford: Stanford University Press.

⑥ Hames J, Hagan C R, Joiner T D, 2013. Interpersonal process indepression[J]. Annual Review of Clinical Psychology, 9: 355-377.

化"——如前所述,中国抑郁病人倾向于强调躯体症状——但在前人研究基础上有新的贡献。周博士并不局限于抑郁症,首次将焦虑症纳入文化和躯体化研究课题。出人意料的是,她发现中国临床病人对躯体症状的强调仅限于抑郁症;的确,有初步证据表明焦虑症的文化表达方式是相反的(见第二章)。

如果"中国躯体化"是抑郁症文化模型的组成部分,那么,具体来说,这一文化文本是如何起作用的呢? 大的社会文化环境与具体患者的症状体验是如何关联的呢? 通过湖南师范大学的大学生样本(第三章)及后续来自湖南省三家医院的中国临床样本(第四章),周博士展示了"中国躯体化"文化文本包含两个方面。第一个方面是交流策略,即,不鼓励公开承认患有心理障碍;对该交流策略的偏爱为传统文化价值观所预测。第二个方面是对于特定心理社会压力,直接报告躯体体验的倾向,这一倾向预测更多的躯体症状报告。

周博士进一步将这一"中国躯体化"两因素模型拓展至韩国文化环境(第五章)。尽管中韩两国社会存在诸多文化差异,但它们的确均长期受到儒家文化及佛教影响,有着相似的依存型自我模型。韩国被试从两家医院招募,研究结果支持了假设:抑郁症的东亚文化文本包含相关但不冗余的两个方面。并且,文化价值观更多地影响了痛苦是如何被理解及与他人交流的,而关于心理社会压力如何导致躯体体验的信念则更多地与症状表现相关。

周博士的著作非常好地逐步展示了如何采用文化—临床心理学框架对文化与心理病理的关系进行研究。她的书还提出了一些在我们假设北美的研究发现可以应用于全世界时忽视的问题。简单地在其他国家重复验证这些发现并不足够,还需要有一种文化视角。这里的目标不是简单地强调每个国家的独特性,而是希望建立一个全球性的数据库。我们预期心理病理的一些特征确实是普遍的,我们对这一发现有信心,因为我们对文化差异持开放态度。而另一些特征也的确显示出文化差异——由于我们不仅是简单地记录这些差异,更是试图去理解这些差异,我们可能更能揭示深层的普遍性。

最后,我想要强调周博士的书记录了在个体研究者水平上跨文化合作的力量。这类研究无法靠一个人的力量完成,只有研究团队跨越文化和语言的差异进行真诚合作,才能成功地完成。周晓璐在我的实验室历时 18 个月的学习以及此后我们持续的合作,极大地丰富了我对中国文化的理解,对我的学生也具有宝贵的价值。因此,我非常高兴地看到这一合作硕果反映在这本写给中国研究者的文化—临床心理学著作中。此外,我也很高兴本书未尽问题将进一步提供将来合作的机会。我希望读者们能从本书中受到启发并加入这一国际合作。

——Andrew G. Ryder
2022. 4. 8

前言

　　以问题为中心的跨学科多方向交叉研究已经成为现代科学发展的趋势。多年来，来自心理学、精神病学、人类学等领域的研究者从不同角度对文化与心理健康的关系进行了探讨，形成了文化心理病理学这一专门领域。本书将从文化心理病理学的研究现状出发，先阐明本书的研究背景，然后对本书的研究目的与意义，以及全书的架构进行介绍。

研究背景

　　近年来，经过各学科研究者的合作与努力，文化心理病理学领域得到了较大的发展。对于不同文化群体在诸多心理病症表现、测量上的差异，研究者们已经积累了相当丰富的知识。"文化"之于心理病理的重要性已经得到众多学者及研究者的认可。相应地，根据来访者的文化特性对治疗方法进行适当的调整或创新也日益得到研究人员及临床工作者的重视。临床工作者根据来访者的文化特性理解来访者的心理行为并与之进行恰当互动的能力，即文化能力（cultural competence），更被当作评判临床实践者能力的标准之一。

　　然而，纵观文化心理病理学领域内的研究可以发现，虽然研究者对不同心理病症的文化差异现象已经有了一定认识，但对于文化究竟是如何影响这些差异的这一问题，现有研究仍无法很好地回答。究其原因，很大程度上与研究者们对"文化"这一概念的模糊认识有关。在过去的文化和跨文化研究中，"文化"往往被等同于"种族"或"国籍"。这样做能方便实验设计（例如，来自不同种族或国家的人即代表了不同的文化），但同时也直接导致"文化"成为一个"黑箱"。"文化"本身被用来解释文化群体之间的差异，有循环论证之嫌。到底应该如何来理解"文化"这一概念？以 Shweder 为代表的文化心理学关于"文化与心理相互建构"的论述（Shweder，1990；Heine & Norenzayan，2006；Markus & Kitayama，1991），为我们理解"文化"提供了很好的起点。

文化不同于文化群体。二者的差异在于，文化群体中的成员受其文化影响的程度是不一样的（Chiu et al.，2010）。同为中国人，甲和乙对中国传统思想及其影响下的行为都有所了解，但对这些思想和行为的接受度却不同。甲可能是一个中规中矩的中国传统思想遵循者；而乙的思想和行为甚至可能与中国传统文化准则背道而驰。文化确实对身处其中的个体有影响，但却不能"复制"在每个成员身上。因此，并非每一个体都是其所在文化群体的"完美代言人"。

文化到底是"内存于心"（in the head），还是"外在于人"（in the world）？这一问题曾引发过无数争论。人并非简单地根据环境做出反应，人的实践活动实际上是一种意义行为（acts of meaning；Bruner，1990）：行为者通过行为表达意义，而观察者则通过观察到的行为来了解行为者想要表达的意义。行为的意义为文化体系所赋予，而行为本身又塑造了这一文化体系，影响着文化体系的形成和发展（Kashima，2000）。这一系列观点可以借助"文化文本"（cultural scripts）这一概念来表达。

所谓文本是知识的组织单位。文化文本指的是内隐或可明确表达的重要文化知识的组织单位。通过社会观察或正规学习，与个体的生存发展息息相关的文化知识，以文本为单位储存在大脑中。文本不仅影响个体知觉内外界信息的方式，同时还帮助个体自动、快速提取相关信息，做出与所处文化环境相应的行为。行为的发出使文本为其他人所观察、理解和采用，文本因而成为文化的一部分（DiMaggio，1997）。不同的环境线索会激发不同的文本，因而人可以接触到多个文本（Hong & Chiu，2001）。文化文本对于理解诸多文化心理及文化心理病理现象，例如，中西方抑郁症患者在症状表现上的差异非常关键。

"中国躯体化"是文化心理病理学的一个重要研究课题。多个文化与跨文化研究表明，欧裔西方抑郁症患者主要报告抑郁心境、兴趣丧失等心理症状，而中国抑郁症患者则更倾向于报告易疲劳、失眠等躯体症状。研究者把中国患者的这一文化特性表现命名为"中国躯体化"（Parker et al.，2001；Ryder et al.，2008）。研究者们从多个角度对该文化心理病理现象进行分析和解释。有趣的是，在这些解释中，研究者将"中国躯体化"与更广义的心理问题相联系，似乎"中国躯体化"是中国人表达"心理问题"（不止抑郁症）的普遍规律。那么，"中国躯体化"究竟是中国人抑郁症的症状表达方式，还是广义心理问题的表达方式？文化究竟是如何影响最终的临床结果，从而形成"中国躯体化"现象的？这其中，哪些文化文本起到了作用？

尽管关于文化与躯体化的文献多聚焦中国人，近年来，一部分研究者开始关注其他东亚文化群体。毕竟，东亚的中、日、韩三国在传统思想、心理特征等方面有着诸多的相似之处。一些研究发现,不仅中国个体,韩国、日本个体在面临抑郁这一心理问题时,均有强调躯体症状的倾向(Gureje et al.,1997;Lee,1997;Lin et al.,1992;Okazaki,2000;Pang,1998;Ware & Kleinman,1992;Waza et al.,1999))。那么,对"中国躯体化"的研究是否可以拓展至其他东亚人群呢?本书希望基于实证数据,对上述问题进行回答。

研究的目的、意义及组织架构

基于以上对本书的文化心理病理学领域及躯体化课题研究现状与问题的分析,笔者试图从"中国躯体化"现象入手,先通过对中国汉族临床病人与欧裔加拿大临床病人的对比,检验"中国躯体化"究竟只与抑郁症相关还是与更多的心理障碍(如焦虑症)相关。在此基础上,对"中国躯体化"的机制进行探究,提出和检验机制模型。再对"韩国躯体化"相关文献进行分析,确认不存在"类别谬误"(指将某一文化环境中的概念生硬地照搬至其他文化环境中;Kleinman,1988)的基础上,尝试将"中国躯体化"机制模型拓展至韩国人群。

本书无论对于文化心理病理学研究还是对心理治疗临床实践均具有重要意义。本书对"中国躯体化"的一些关键问题进行研究,即:"中国躯体化"究竟是中国人抑郁症的症状表达方式,还是广义心理问题的表达方式?"中国躯体化"的原因是什么?文化环境是如何影响临床结果的?对于第一个问题,还未有学者进行研究。本研究选择同时具有抑郁和焦虑核心症状的中国汉族与加拿大欧裔临床病人为研究对象,探索他们分别在抑郁症状和焦虑症状上的躯体化倾向。对于后两个问题,现有相关文献从不同角度提出对"中国躯体化"的解释,本研究对各种解释进行梳理,基于 Ryder 等(2012)的整合观,提出并检验"中国躯体化"文化文本的两因素模型,并在此基础上提出和检验"中国躯体化"机制模型。对于研究相对较少的"韩国躯体化"课题,本研究在现有文献基础上,尝试将"中国躯体化"机制模型推广至"韩国躯体化",无论是从理论建构还是从实证研究方面,对于这一研究领域都将是一个有力的补充。

对心理病理学的研究,其最终目的是为了更好地服务心理疾病患者。本研究从文化角度对中国和韩国抑郁症患者的症状表现进行研究,对躯体化的相关文化文本以及影响文化文本的文化因素进行了探索。这有助于临床工作者结合来访者所处的文化环境,判断来访者受到文化文本影响的程度,对于来访者的症状表达有一个更细致、更深入的理解,从而帮助治疗师制定更为恰当的治疗计划。

本书共包括七章内容。第一章是对抑郁症及其躯体化研究的历史回顾,在此基础上提出本研究的研究假设。接下来的四章是层层递进的四个实证研究:第二章以具有抑郁和焦虑核心症状的中国汉族和欧裔加拿大临床病人为研究对象,探索"中国躯体化"究竟是抑郁症特有的症状表达方式,还是存在于多个心理问题(如焦虑症)中,属于中国人广义心理问题表达的普遍规律。基于第二章研究结果,第三章以中国大学生为研究对象,探索中国抑郁躯体化表达的机制。在第三章基础上,第四章以中国临床病人为研究对象,对抑郁躯体化进行进一步的实证研究。第五章则在现有韩国抑郁躯体化文献基础上,将经过验证的中国抑郁躯体化机制模型扩展至韩国临床人群。第六章根据上述四个实证研究的结果进行综合讨论,对四个研究的贡献,以及对将来研究及心理治疗实践的启示进行总结。以上跨文化研究的最终目的是更好地理解中国人心理病理的表达特征。因此,本书的最后一章重述了"中国躯体化",将上述实证研究结果与现有文献相结合,更清楚地解构"中国躯体化"。

本书的部分内容已相继发表在不同学术出版物中。第二章和第五章部分内容分别发表于不同期的 *Journal of Affective Disorders*(周晓璐,等,2011;周晓璐,等,2015),以第三章和第四章相关数据为主要内容的一篇论文发表于 *Transcultural Psychiatry*(周晓璐,等,2016),包括四个实证研究在内的综述发表于 *Handbook of Advances in Culture and Psychology* 第 8 卷(Ryder et al.,2021),第七章发表于《中国社会心理学评论》(周晓璐 & Ryder,2018)。

目录 CONTENTS

1 抑郁症及其躯体化：
历史回顾与研究假设

————————— ❧•❧ —————————

1.1 抑郁症、文化与躯体化

"抑郁症"，作为精神/心理障碍术语仅有短暂的历史，但却有着漫长的过去。对于各种抑郁、沮丧状态的描述自有文字记载以来便出现在西方各类著作中，尤其是古希腊及基督教相关著作中（Jackson，1985）。

在现代心理病理学体系中，《美国精神疾病诊断手册》（*Diagnostic and Statistical Manual of Mental Disorders*，DSM）对抑郁症的定义被认为是最为权威的。流行病学研究结果显示，DSM 定义的抑郁症在世界范围内都存在。然而，其在不同国家和地区的流行率却不同。不同文化对情感的不同表达导致了不同文化下的情感障碍（即抑郁症）表达方式也不同。在西方文化影响下的抑郁症定义难以精确地捕捉到其他文化下的抑郁症特点时，受到本土文化影响的各种文化症候群打开了我们的视野。研究者通过对文化症候群（例如，神经衰弱症及火病）的研究，发现有些文化下的个体倾向于以躯体方式表达抑郁这一心理障碍，从而引发了研究者对躯体化这一文化现象的探索。

1.1.1 什么是抑郁症

从现有研究来看，对于"抑郁"，可以从多个层次加以理解：它可以是一种情绪状态,可以是一系列症状,也可以是一种有着明确纳入和排除标准的疾病类别(Kendall et al.,1987)。作为情绪状态的"抑郁"被称之为抑郁心境(depressed mood),主要指一种病理性症状,它被看作是各种层次抑郁症的核心表现。但单凭抑郁心境,并不能确诊为抑郁发作或者抑郁障碍。抑郁症的测评量表(如,汉密尔顿抑郁量表;Hamilton,1967)往往囊括了一系列的心理和躯体症状项目,其中仅少数项目与抑郁心境有关(Bagby et al.,2004)。第二个层次的"抑郁",即与抑郁相关的一系列症状被称之为抑郁发作(depressive episodes)。抑郁发作可见于非病理性状态,如丧失亲人;也可见于一般性医学障碍,如甲状腺功能失调;还可见于一系列心理病理障碍,如双相情感障碍或重症抑郁症。

目前,对重症抑郁发作(Major Depressive Episode)的抑郁定义采用最多的是《美国精神疾病诊断标准》(DSM;APA,2013)。其要求至少包含以下症状中的五项,症状持续时间为两周及其以上:① 抑郁心境;② 快感缺乏;③ 体重或食欲变化;④ 睡眠障碍;⑤ 精神运动变化;⑥ 易疲劳或精力减退;⑦ 无价值感或负疚感;⑧ 注意力不集中或犹豫不定;⑨ 自杀倾向。其中,前两项为核心症状,五项中必须有其中一项。我们通常说的抑郁症,是第三层次,即作为疾病类别的"抑郁",在这里称为重症抑郁症(major depressive disorder)。重症抑郁症要求有一次或多次重症抑郁发作的病史。此外,必须排除躁狂发作,以及丧失亲友、成瘾物质或其他疾病状况所致抑郁。除以上九项典型症状外,DSM还罗列了其他重症抑郁症中的常见症状,如焦虑、性功能减退、绝望等。

抑郁症的患病率因所采用的抑郁症的定义及测评方法的不同而不同。例如,Flaherty测得抑郁状态(depressive states)在普通民众中的时点患病率在5%到44%之间(Flaherty et al.,1982)。根据DSM对重症抑郁症的定义,美国国立精神卫生院的流行病学研究(The Epidemiological Catchment Area,ECA)调查得到的终身患病率为4.9%(Robins & Regier,1991),而美国国家共病研究(The National Comorbidity Study,NCS)得到的终身患病率为17.1%(Kessler et al.,1994)。但这两个研究均显示重症抑郁症是最常见的心理障碍之一。同一时期,Joyce(1994)发现在6个月时间内有3%到5.3%的美国民众患有重症抑郁症。一系列研究表明,抑郁症具有反复性,通常女性患病率是男性患病率的2~3倍,年轻人比年老人更易患抑郁症(Ingram,et al.,1999)。

1.1.2　文化与抑郁症

研究者对于抑郁症文化差异的认识是从早期国际流行病学研究开始的。流行病学研究的结果在肯定DSM定义的抑郁症在世界范围内存在的同时,也对抑郁症的"普适性"提出了质疑:为何不同国家的抑郁症流行率差异如此显著?

1)早期国际流行病学研究

早期国际流行病学研究结果显示:DSM所定义的重症抑郁症在世界范围内普遍存在。世界卫生组织(WHO)进行的大型国际研究发现:11.7%的被试者患有抑郁症(Lecrubier,1998)。20世纪80年代末90年代初,跨国合作组织(The Cross-National Collaborative Group)对十个国家和地区进行研究发现:虽然抑郁症在这些国家和地区中的一年期患病率差异不大,从2%到6%不等,但终身患病率差异较大,从1.5%到19%不等,其中,中国台湾地区最低,黎巴嫩最高(Weissman et al,1996)。国际精神疾病流行病学协会(The International Consortium of Psychiatric Epidemiology,ICPE)也对十个国家和地区进行了采样,发现抑郁症的终身患病率从3.0%到16.9%不等,其中,日本最低,美国最高(Andrade, et al,2003)。所有研究一致发现,抑郁症患病率最低的地方集中在东亚。

抑郁症与自杀倾向、药物成瘾及不良预后等问题紧密相联(Lépine,2001)。越来越多的研究开始评估世界各地抑郁症所带来的功能损害。Lépine等人发现,在欧洲,抑郁症导致患者即使在工作日也无法正常工作(Lépine et al.,1997)。经过研究,世界卫生组织预测:到2030年,抑郁症将成为世界第一大疾病(Lancet,2012)。虽然抑郁症主要为西方,特别是美国所定义,但现有研究证明它已成为一个全球性问题(Herman et al.,2022)。

尽管国际流行病学研究肯定了DSM所定义的重症抑郁症具有普遍性,但并不意味着这一诊断类别能很好地反映不同文化下抑郁症的特点,也不能说明不同文化下的个体对于抑郁症的体验是一致的(Kleinman,1988)。遗憾的是,总有研究者试图弱化不同文化间的流行病学差异。Ingram等研究者(1999)就曾报告不同文化间的抑郁症患病率仅存在"细微差别",而在其研究中,尼日利亚的患病率比美国ECA报告的患病率高出4倍多。此外,西方研究者还倾向于认为不同文化下的疾病表现都是一样的,完全可以根据西方研究结果确定抑郁症的定义,然后检验其是否在其他文化中存在。Kleinman（1988）将这种做法称为"类别谬误"（category fallacy），即，生硬地将 A 文化的诊断类别套用到 B 文化的成员身上，而不管 B 文化成员是否理解这一诊断类别，也不管该诊断在 B 文化的效度如何（Kleinman，1987）。他认为，在比较不同文化之前，必须做细致的研究，确保两个文化具有可比性。

2）抑郁症的文化差异

研究者对不同文化下的情绪进行了大量的民族学研究后发现，即使是那些被认为普遍存在的情绪，在不同文化下其意义也不一样。这种不一样体现在情绪的重要程度、产生的环境、语言描述方式、行为表达方式、强度等方面（Jenkins，et al，1991）。情绪的文化差异必然导致情绪相关心理病理的文化差异（Jenkins，1994）。虽然国际流行病学研究证明重症抑郁症在世界范围内都存在，但文化心理病理学研究却发现抑郁症的症状表现、人们对症状的理解及反应随着文化的不同而不同（Kirmayer，2001；Marsella，et al，1973；Singer，1975；Tanaka-Matsumi & Draguns，1997）。

尽管按照进化精神病学的观点，抑郁症总是由人际关系的失败、地位的下降或收入的损失等因素导致（Nesse，2000）；但与这些逆境相关的情绪反应却存在文化上的差异（Shweder & Haidt，2000）。与其他情绪一样，抑郁情感的表达也受到各种文化因素的影响，如社会文化对于特定情绪的重视、适合展示情绪的情境等等（Eid & Diener，2009；Mesquita & Karasawa，2002；Scollon et al.，2004）。此外，当地文化对抑郁症病因及治疗的观点对个体的求助行为、受道德污名影响的程度均有着重要的影响（Kirmayer，2001）。

很多跨文化研究发现，不同文化对情绪的心理反应或生理反应的侧重不同。情绪是一个包含了多种因素的"复合体"，在不同文化下，有些因素被突显，而其他因素则成为背景。许多文化利用躯体隐喻对情绪体验进行描绘，西方文化也不例外。在英语中，也有诸如 butterflies in the stomach（直译为胃中的蝴蝶，意指忐忑不安）等躯体化隐喻。因此即使在西方，情绪障碍，如抑郁症，也包含了一些躯体症状。

然而，西方心理病理学研究仍然将重心放在心理症状上——抑郁症可以有失眠这一躯体症状，但它的核心仍是抑郁心境与兴趣丧失。受此影响，西方临床医生及研究者倾向于低估躯体症状及躯体隐喻在其他文化环境下的重要性。那么，不同文化下的个体会如何表达抑郁症？文化症候群为我们打开了一扇理解之门。

3）抑郁症相关的文化症候群

在西方确定抑郁症的定义及诊断标准的同时，生活在其他文化下的人们也建构着属于他们的情感障碍。《美国精神疾病诊断手册》（DSM）将其称之为文化症候群。与抑郁症相关的文化症候群，提到最多的是中国的神经衰弱，其次是韩国的火病。相对DSM抑郁症对心理症状的强调，神经衰弱与火病更强调躯体化症状，即有着浓重的躯体化倾向。这也与国际流行病学发现的东亚抑郁症患病率普遍偏低的现象一致。

（1）神经衰弱症

神经衰弱（neurasthenia）这一术语最初由美国神经病学家 George Miller Beard（1869）提出的，取自拉丁语"神经衰弱"（weakness of nerves），意为由神经系统的功能衰竭引发的神经综合征。在其著作中，Beard对神经衰弱的症状进行了描述："浑身不适，所有功能衰弱，食欲不振，后背和脊柱持续性虚软，游移不定的神经性疼痛，歇斯底里，失眠，癔病，脑力易疲劳，偏头痛等其他相关症状……"这一描述为俄国巴甫洛夫所采纳，并通过其学派，在中国传播开来（Lin，1989；Yan，1991）。

神经衰弱这一诊断在中国的流行有着深厚的文化基础。在中医经典中，存在着与神经衰弱症类似且不受社会污名影响的诊断类别（Cheung，1989；Lee，1999）。有别于西方医学的身心二元论，中医以整体观看待身心关系，其对症状的描述通常将心理、躯体症状与脏腑功能、体表症状及各种哲学思想糅合在一起。在中医理论中，两种病症的症状表现虽然很相似，但病因却可能完全不同。例如，神经衰弱症可以是阴盛阳衰导致，因而其症状表现为头疼、眩晕、失眠、易激惹、舌赤等；也可以是心肾不交导致，从而其症状表现为抑郁、失眠、情绪化、注意力不集中、多梦等（Lee，1998）。

经过与中医思想的融会（Shixie，1989），神经衰弱成为一个具有中国特色的诊断类别。《中国精神障碍分类与诊断标准》第三版（Chinese Classification of Mental Disorders，CCMD-3；中华医学会精神科分会，2001）对神经衰弱的诊断标准为：① 脑和躯体功能衰弱症状：脑力、体力易疲劳。② 情感症状：烦恼、心情紧张、易激惹等。可以有焦虑或抑郁,但不占主导。③ 兴奋症状:精神易兴奋,回忆联系增多等。④ 肌肉紧张性疼痛或头晕。⑤ 睡眠障碍。⑥ 其他心理生理障碍:头晕眼花、耳鸣、心慌、胸闷、腹胀、消化不良、尿频、多汗、阳痿、早泄或月经紊乱等。在这六类症状中,第一项为核心症状。第二项被认为体现了中国文化的特色。第三项兴奋可以由一系列正常活动导致,如工作、学习、谈话、看电影电视等,但这种兴奋并不被体验为愉快的,尤其是当兴奋持续时间太长或难以控制时。一些兴奋活动,如思绪翻腾,伴随频繁的记忆和联想,也会给个体带来痛苦(Shixie,1989)。

在 20 世纪 70 年代,中国 80% 的精神病临床病人被诊断为神经衰弱症(Lin,1989;Yan,1989),这一数字一直持续到 20 世纪 80 年代早期(Kleinman,1982;Parker et al. ,2001)。高达 50% 的门诊病人认为自己患了神经衰弱症并到医院就诊(Cheung & Lau,1982;Lin,1989;Rin & Huang,1989)。而抑郁症这一诊断则相对较少使用(Lee,1996)。例如,对中国 12 个地区进行的调查显示,抑郁症的流行率为 0.3%,而神经衰弱症的流行率达到 1.3%(Cooper & Sartorious,1996)。Cheung 整理了 20 世纪 80 年代的流行病学研究发现,神经衰弱症是当时中国最流行的神经症(Cheung,1991)。

《美国精神疾病诊断手册》(DSM-5,2013)明确将神经衰弱症列为中国的文化症候群;《牛津大学精神病教科书》(Gelder et al. ,1996)对神经衰弱症进行了介绍,并指出这一术语虽然已在西方退出历史舞台,但在中国还经常被采用;《精神病学纲要》(Kaplan & Sadock,1998)也有相似的说法。然而,Lee(1999)指出,在西方精神病学界热烈地讨论作为中国文化症候群的神经衰弱症时,这一诊断在中国却开始慢慢消逝。这一变化到底反映了一种临床现实还是对术语的偏爱,尚需推敲。

(2) 火病

类似于中国的神经衰弱症,火病(Hwa-byung)被认为是韩国文化下与抑郁症紧密相关的文化综合征。火病,顾名思义,与怒火有关,是对压抑的消极情感的躯体表达(Pang,1998,2000;Park & Bernstein,2008)。其症状包括愤怒与怨恨、失眠、疲乏、恐慌、濒死感、烦躁不安、消化不良、厌食、呼吸困难、心悸、泛痛及上腹部不适(APA,1994)。关于火病在韩国的确切患病率,到现在还没有相关的研究。研究者估计有 4.2% 到 11.9% 的韩国人患有火病(Lin et al. ,1992;Min et al. ,1990)。火病是一种慢性疾病,从受到刺激到症状发作可以历时 10 年(Eom et al. ,1997;Min,1989;Min et al. ,1987)。临床研究显示,火病常见于中年、社会经济地位较低、受教育程度较低的已婚妇女（Chi et al.，1997；Chon et al.，1997；Kim et al.，1996；Lee S H，1977；Min，1989；Min et al.，1987；Moon et al.，1988；Park，Min，Lee，1997）。

火病的病机可以从不同角度加以阐述。从西医角度来看，火病是一种对愤怒（"Hwa"，从字面上可译为火，但主要指长期隐藏在内心的不满或怨恨）等消极情绪的不完全压抑或将这些消极情绪投射到躯体导致的慢性身心疾病（Kim et al.，1996；Lee S H，1977；Lin，1983；Min ＆ Lee，1989；Min，Park，Han，1993）。个体成年后，面对外部压力，有意识的情绪反应被不完全压抑，在累积相当长一段时间后，就会导致不适，即火病。Min 等研究者认为"火"（Hwa）与愤怒不同，愤怒只是一种短暂的情绪状态，而火则是一种累积了相当长时间的情绪情感。另外，"火"是多种情绪体验的综合体，包括了沮丧、焦虑、屈辱、愤怒、恐惧、失望等情绪状态及一系列躯体表现。

从韩国传统医学角度来看，火病被认为是：① 遭遇极端不公，情绪压抑导致的神经性怒火（Cho，1991）；② 气与火不合的结果（Koo ＆ Lee，1993）；③ 类似中医在神经症或身心疾病方面的火症（Lee J S，1994）；④ 阳盛阴衰的结果（Moon et al.，1988）；⑤ 头胸部的火气导致气滞、肝抑郁、阴阳失调、火盛等的结果（Kim ＆ Whang，1994）。

影响火病的因素很多，包括婚姻冲突、经济损失、贫困潦倒、失恋及其他慢性心理压力（Kim et al.，1996；Lee S H，1977；Min ＆ Kim，1986；Min et al.，1987）。另外，火病也可能与轻率、急躁等性格特征相关（Moon et al.，1988）。还有研究者从文化角度提出火病可能与"哈恩"（Hahn，音译；韩国独有的一种情绪）有关（Min，1991）。"哈恩"情绪是一种类似抑郁的情绪状态，由长期的压抑和沮丧造成。这种压抑和沮丧可能源自韩国曾经的屈辱历史，也可能源自个体的生活经历。"哈恩"情绪指代的是一种发生于遥远的过去却至今仍让人心痛的痛苦体验，这种体验被个体无奈地接受为一种命运。形象地说，"哈恩"情绪就像一座休眠火山，不知何时会爆发。Lee S H（1977）认为，火病的独特之处在于，它可以被看作是韩国文化的一个倒影。韩国人总倾向于压抑消极情感，将之投射到脏腑上，并利用顺从的方式来中和这些强烈的消极情感。

通过研究，Min（1989）发现，与火病密切相关的主要情绪反应有屈辱感、不满、担忧、愤怒、悲观、抑郁、憎恨、"哈恩"、焦虑、紧张、后悔、孤单、害怕、恶心、愧疚及羞愧。主要躯体症状有压迫感（胸闷）、叹息、心悸、灼热感、头重、胸口有东西在向上推、失眠、局部或全身疼痛、口干舌燥、上腹部肿块、消化不良、厌食、眩晕、感觉异常、恶心、便秘、视力模糊、身体发冷及出冷汗。其他心理与行为症状还有访谈时多话、兴趣丧失、自杀冲动、悲叹、恍惚、脾气暴躁、想法偏执、有自杀念头等。

对于抑郁症相关文化症候群的认识有助于我们理解不同文化背景下的个体是如何表达抑郁的。在现在被称为"新跨文化精神病学的经典研究"中，著名学者Arthur Kleinman（1982）采用情感障碍与精神分裂症评分表（The Schedule of Affective Disorders and Schizophrenia，SADS）和DSM-Ⅲ诊断标准，对100个已被诊断为神经衰弱症的中国临床病人进行重新诊断，结果发现87％的病人可被确诊为患有各种形式的抑郁症。Kleinman发现中国病人与西方病人在表达症状的方式上有着很大的差异——中国病人通常以躯体症状为主诉，很少报告抑郁心境。因此，Kleinman认为，神经衰弱症与重症抑郁症均为特定文化下个体对社会心理问题的反应，二者有着一定相似性，但不能脱离其各自所在的文化环境对其进行理解。确切地说，神经衰弱症是抑郁症的中国式表达，究其原因，是因为中国文化强调躯体症状甚于心理症状。在其研究中，大多数病人主要表现为躯体问题。从其主诉上看，90％的病人头痛，78％的病人失眠，73％的病人头晕，49％的病人有各种疼痛；而以抑郁心境为主诉的仅占9％。中国人对躯体症状的强调，即"中国躯体化"，从此引发了众多研究者的兴趣。

1.1.3　什么是躯体化

抑郁症的国际流行病学研究使东亚，尤其是中国，成为研究者关注的焦点。神经衰弱症与火病这两大文化症候群对躯体症状的强调让Kleinman等研究者认识到，中、韩文化下的个体主要通过躯体症状来表达心理不适，这也是为何以心理症状为核心症状的DSM抑郁症在东亚患病率偏低的一个重要原因。躯体化的国际研究进一步指出，虽然躯体化这一现象在世界各地都存在，但仍存在着文化差异。这种文化差异可以通过对比不同文化群体的症状表现加以分析。若特定群体比另一个群体更大程度地强调躯体症状或更多地报告躯体症状，就可认为前者更倾向于躯体症状表达（somatic symptom presentation）。本节主要综述躯体化在中、韩文化下盛行的相关证据。而在这之前，有必要对躯体化的概念及相关研究进行介绍。

1) 躯体化的概念及相关研究

即使按照西方诊断标准，抑郁症同样包含躯体症状。这些症状涉及睡眠、食欲及精神运动方面的改变、疲乏感的增加，以及精力的减退。只是，在西方的概念中，躯体症状并不用于掩饰心理体验，而是抑郁症病理生理和心理病理的组成部分。神经生理方面的异常在导致抑郁心境的同时，也直接或间接地导致肌肉紧张、肠胃运动改变及其他自主神经症状。抑郁症患者消极悲观的认知图式引发个体与疾病相关的回忆，致使个体对其健康与预后持悲观态度，从而加强了个体不愉快的体验。抑郁症将个体的注意力转向身体内部，过度关注身体的结果是将细小的不适放大（Sayer，Kirmayer，Taillefer，2003）。

既然躯体症状是抑郁症的重要组成部分，那么，躯体化的问题就侧重在——为什么有些抑郁症病人主要或者只报告躯体症状，而另一些病人则更强调心理症状？这一问题对于诊断标准的制定有着非常重要的意义。例如，按照 DSM 的标准，抑郁心境和兴趣减退这两个心理症状必须至少要有其一才能诊断为抑郁症。若病人仅强调躯体症状而不报告这两个心理症状或二者之一，是否应诊断为抑郁症？

躯体化的相关研究很多，但研究结果不一，很难达成一致的结论。有鉴于此，Kirmayer 和 Robbins(1991)另辟蹊径，不再对各种躯体化进行统一定义，而是将躯体化这一概念进行分类以达到澄清上述混乱的目的。他们认为躯体化研究上的混乱究其根源是以"躯体化"这一术语指代不同的临床现象：有些患者的确存在一些躯体症状，但医学却无法对其症状进行解释；有些病人忧虑或认为自己患有身体疾病，但却找不到可以观察的证据；还有些病人遭遇心理或情绪问题，却主要或只通过躯体症状表达。Kirmayer 和 Robbins 将这三种情况分别命名为功能型躯体化(functional somatization)、疑病型躯体化(hypochondrical somatization)和表现型躯体化(presenting somatization)。研究者以中国文化下的个体在面对心理痛苦时，强调躯体症状而忽略心理症状的观点来解释华裔病人多神经衰弱症少抑郁症这一现象(Kleinman，1982；Parker et al.，2001；Ryder et al.，2008)，其观点正好符合表现型躯体化这一定义。本研究也正是基于这一定义对躯体化进行探讨。有必要指出的是，对于表现型躯体化这一概念，早期一些文献定义非常严格，认为只能有躯体症状，不能有心理症状，从而将强调躯体症状但也报告一些心理症状的个体排除在外。然而，研究者们发现（如，Kirmayer et al.，1993），在临床现实中，占据主要的却正是那些强调躯体症状但也不否认心理症状的患者。

Kirmayer 和 Robbins(1991)综述了与三类躯体化相关的研究,发现功能型躯体化与疑病型躯体化之间存在很多相似之处,而表现型躯体化则完全不同于前两类。功能型和疑病型躯体化患者在消极情感上得分较高,关注躯体和自我,忧虑自身疾病或情绪状态,接受心理归因(即,其躯体症状可能由心理因素所致),认为自身体验不正常。其中,疑病型躯体化患者不仅做心理归因,同时也做躯体归因。而表现型躯体化患者则恰恰相反,他们不担心自己的情绪状态,也不接受心理归因,并认为自身体验是正常的。其他因素,即消极情感、躯体聚焦、自我聚焦、忧虑自身疾病或接受躯体归因,均与表现型躯体化不相关。

为了确定躯体化在世界不同地区的流行程度,Simon 等研究者(1999)对世界卫生组织采集的数据进行了研究。经过对 15 个国家的 25 916 名门诊病人数据进行的初步分析,5 447 名病人被确定为可能的研究对象。对这些病人进行结构化访谈,最后筛选出 1 146 名符合重症抑郁症诊断标准的病人为研究被试。研究者主要考察了三类躯体化:① 仅报告躯体化症状(即表现型躯体化);② 报告三个或三个以上现有医学无法解释的躯体化症状(即功能型躯体化);③ 即使在直接询问的情况下仍然否认有心理症状(即完全表现型躯体化)。结果发现:69%(各国和地区的比率从 45%到 95%不等)的病人只展示躯体症状,50%(各国和地区的比率从30%到 62%不等)的病人报告了医学无法解释的躯体症状,11%(各国和地区的比率从 2%到 26%不等)的病人完全否认心理症状。每类躯体化均与地理位置(西方或非西方)无关。其中,表现型躯体化多见于每次看病都选择不同医生的病人,以及病人与医生在公共场合而非私人办公室交流的情况。总体而言,躯体化似乎是一种常见的临床现象。无论在哪个国家,至少 70%的门诊病人中有至少一种形式的躯体化。因而,躯体化并非为某一文化成员所独有,而是一种体验和表达抑郁症的普遍方式,存在于世界各地(Isaac et al.,1996)。但是,在躯体化的发生率上,不同地区之间仍存在着很大的差异,且这一差异与文化相关。这也正是躯体化文化差异研究的核心议题。下面将综述躯体化盛行于中国和韩国文化的研究证据。

2)"中国躯体化"的研究证据

严格说来,对"中国躯体化"的研究可追溯至前述早期的流行病学研究发现:中国文化下的抑郁症患病率明显低于其他国家和地区(Kleinman,1982)。1982 年,研究者在中国 12 个地区进行采样,1993 年,对其中七个地区进行了重测(张维熙等,1998)。在 1993 年采集的 19 223 个被试中,只有 16 个被试符合《国际疾病分类》第九版(*International Classification of Diseases*,ICD-9)定义的情感障碍的标准,终身患病率为 0.08%,时点患病率为 0.05%。虽然这些比率已经显著高于 1982 年得到的结果,但仍比北美的比率低了数百倍。世界卫生组织的全球疾病负担研究显示,单相抑郁症在中国一年期的发病率仅 2.3%,而美国则高达 10.3%(Kessler et al.,1994)。与大陆相比,中国台湾的抑郁症患病率略高,但也比其他国家或地区低很多(Weissman et al.,1996;Hwu et al.,1989)。

当一些研究者困惑于为什么中国人对抑郁症免疫时,以 Kleinman 为代表的研究者开始从报告偏见(report biases)或者说症状表现差异中寻找答案。神经衰弱症——这个以躯体及脑力疲乏为核心症状、中国特有的诊断类别可能反映了上述两种可能性。如前所述,Kleinman(1982)发现中国病人正是以躯体化的形式表达其抑郁症,并以此来解释中国神经衰弱症患者多、抑郁症患者少的流行病学现象,认为神经衰弱症是抑郁症的中国式表达。同一时期,其他研究者对中国裔个体症状的描述也支持了 Kleinman 的结论。如,Tseng(1975)对台湾一大学附属医院的临床病人进行调查,发现 70% 以上的临床病人主要报告躯体症状。Tsoi(1985)在新加坡一个精神病中心对被诊断为焦虑或抑郁性神经症的病人进行研究。要求被试填写症状自评量表,结果发现"全身不适"一项为出现最频繁的症状,其次是"疼痛""失眠""焦虑",最后才是"抑郁情绪"。

但是 Kleinman 等人的研究也受到学界的批判,尤其是没有对照组研究,无法确定"中国躯体化"的程度。随后的跨文化比较研究则很好地补足了这一观点。最先要指出的是 Yen,Robins 和 Lin(2000)的两个跨文化研究:在第一个研究中,他们对比了 112 名中国病人与 112 名中国大学生在中文版流行病调查中心抑郁量表(Center of Epidemiological Studies-Depression,CES-D;Lin,1989)的得分。结果显示,中国临床病人比非临床病人更倾向于以躯体化方式表达心理问题。在第二个研究中,研究者对比了 100 名中国学生、100 名华裔美国学生和 100 名欧裔美国学生在流调中心用抑郁量表(CES-D)上的得分。结果表明,中国学生组在躯体症状分量表上的得分显著低于其他组;并且,症状报告和对西方文化的适应程度不相关。这一研究结果与大家对"中国躯体化"的认识相反。但 Yen,Robins 和 Lin(2000)认为,这一发现正好说明躯体化是病人和医疗体系相互作用的结果。例如,病人认为只有报告躯体症状才能获得足够的医疗资源。可惜的是,研究者没有将欧裔西方临床被试纳入研究中,因而我们无法得知中国临床病人的这一躯体化倾向到底是一种文化特色还是仅反映了抑郁症的特征。

Parker 等研究者(2001)的报告正好弥补了上述缺陷。他们以 50 名华裔马来西亚临床病人与 50 名欧裔临床病人为被试。通过访谈和量表得分,发现:60％的华裔病人将躯体症状选为首要症状,但仅有 13％的欧裔西方被试选取躯体症状为首要症状。虽然西方被试也报告了一些躯体症状,但他们更倾向于报告心理症状,尤其是认知方面的症状。在躯体症状的偏爱上,西方被试与华裔马来西亚被试同样存在差异,欧裔澳大利亚病人更多地选择食欲减退,而华裔病人更多地选择自杀念头。研究者还通过因素分析的方法得到了心理和躯体症状两个因素,并发现心理症状在欧裔澳大利亚被试中更常见,而躯体症状在华裔马来西亚被试中更常见。在随后的研究中,Parker 等研究者(2005)通过对比 385 名澳大利亚华裔与 142 名非华裔澳大利亚被试,进一步发现,华裔与欧裔的这一差异随着华裔对西方文化适应度的增加而降低。

Ryder 等人(2008)直接对中国和欧裔加拿大精神科门诊病人进行了比较研究。他们运用自发性临床访谈、结构化访谈及问卷法三种不同方法,再次证实了中国临床病人的躯体化倾向和欧裔加拿大临床病人的心理化倾向。此外,Ryder 等研究者还发现,中国被试的"外向型思维"水平较欧裔加拿大被试高,且在两个文化群体中均对躯体症状有预测作用,更重要的是,这一因素部分地解释了文化群体和躯体化症状倾向之间的关系。

从各个研究结果上可以看出,所谓"中国躯体化",指的是中国个体对躯体症状的强调,并非对心理症状的完全排斥。同时,外向型思维这一影响因素的发现,说明中国与西方群体在症状表现上的差异不仅仅源自一种社会性表达方式。

3)"韩国躯体化"的研究证据

20 世纪 70 年代,研究者对韩国文化下的个体与"西方人"进行对比,发现韩国个体更多地报告躯体症状(Kim,1977,1992;Park,1971;Seo,1986;Kim et al.,1999)。在更为近期的研究中,Yoo 和 Skovhot(2001)对比了韩国大学生与美国白人大学生在流调中心用抑郁量表(CES-D)上的得分。在控制了被试的专业、年级、咨询史等人口学变量后,发现韩国大学生在食欲减退、疲乏感、少言寡语三项躯体症状上得分较美国大学生高,而在其他躯体症状(如,注意力不集中、睡眠问题等)上,两个文化群体没有显著差异。在抑郁感、无法摆脱抑郁及恐惧感三项消极情感症状上,韩国大学生得分亦比美国白人大学生高,而在其他消极情感症状(如,孤独、悲伤感等)上,两个文化群体没有显著差异。对于这一结果,Yoo 和 Skovhot(2001)认为可能与被试是较为西化的大学生有关。

Keyes 和 Ryff(2003)在韩国和美国社区以随机的方式挑选成年人作为被试,并在受教育程度上对两个被试群体进行匹配,以防止文化与受教育程度的交互影响。结果发现两组被试报告了相同数量的躯体化症状,而且,美国被试报告躯体症状的频率更高。但是,在两个文化群体中,躯体化与心理健康(以抑郁症和幸福感为指标)之间的关系是不同的。具体来说,对于在过去一个月内没被诊断出任何疾病的被试,美国被试躯体症状的数量与幸福感、抑郁症水平相关显著。而这种相关性在韩国被试组中却并不存在。对于患有一种或一种以上疾病的被试,两组被试的躯体症状均与抑郁症和幸福感相关。其中,韩国被试的抑郁症状随躯体症状的增多而增加,美国被试组的幸福感随躯体症状的增加而减少。多元回归分析表明,对于患有一种或一种以上疾病的被试,文化群体与躯体症状数量的交互作用不显著;患有疾病的美国被试比韩国被试抑郁症水平低,幸福感水平高;两组被试抑郁症/幸福感水平增加/降低的比率相似。而对于在过去一个月内没有任何疾病的被试,不同文化群体的心理健康水平不同。且两组被试在心理健康水平上的差异随着躯体症状的增大而变小。在躯体症状较少时,美国被试抑郁症水平较低,幸福感水平较高。在躯体症状较多时,两个文化群体在抑郁症水平和幸福感水平上的差异不显著。Keyes 和 Ryff(2003)认为,这一结果说明躯体化作为一种间接表达心理压力的方式,为韩国文化所接受,因而不会加重抑郁症;而在倡导心理表达的美国,躯体化则是一种不恰当的行为,反而会使抑郁症恶化。

随着美国韩裔人口的增长,美国研究者,尤其是韩裔研究者,开始对韩裔人群的抑郁症表达方式进行深入研究。躯体化被认为是韩裔美国人表现抑郁症的主要方式(Park & Bernstein,2008)。Pang 对华盛顿地区的老年韩裔移民进行了系列研究。在其 1998 年的报告中,Pang 对 34 名老年韩国移民进行了研究。根据韩文版的诊断性访谈量表(Korean Version Diagnostic Interview Schedule,KDIS)的评估,这些被试均被诊断为抑郁症。Pang 利用韩文版的半结构化抑郁症访谈大纲(Semi-Structured Korean Interview Guide for Depression,SKIGD)分析了被试表达抑郁症症状的方式。结果显示,韩裔被试的确倾向于以躯体化的方式来表达抑郁症。并且,躯体化表达并非只包含身体方面的不适,还糅合了认知、情感、行为甚至宇宙哲学等各方面的信息。

如果说1998年的报告是对韩裔移民抑郁症表达方式的质化探索,在其2000年的论文中,Pang进一步报告了对老年韩裔移民的量化研究。对比35名抑郁症患者与35名非抑郁症患者在韩语版的简要症状量表(The Korean Version of the Brief Symptoms Inventory,BSI)的得分发现:抑郁症老年被试在BSI躯体化维度上的得分比非抑郁症被试高。Pang还对照了其他研究报告的精神病患者和正常人的得分,发现抑郁症老年被试在BSI躯体化维度上的得分最高。Pang对被试在BSI的得分进行进一步因素分析发现:躯体化因子的特征值(eigenvalue)和公因子方差(communality)是所有因子中最高的。而且,躯体化因子不仅包括了躯体症状方面的项目,还包括了认知方面的项目。Pang认为这说明老年韩裔移民将躯体和心理均融于其躯体化表达中,进一步印证了其1998年的研究结果。

除了Pang的系列研究,Kim(2002)编制了专用于韩裔美国人的抑郁量表。这一量表反映了韩国独特的症状表达方式及文化习语,如"胸重(heavy chest)""心痛(mind pain)""背痛(backache)"等等。研究结果显示:这一量表有良好的信效度,且比其他抑郁量表(如CES-D)更适用于韩裔美国人。Kim认为这可能是由于大量躯体化症状项目的引入,并且这进一步支持了躯体化是韩裔美国人表达抑郁症的主要方式。

除了对韩裔美国人抑郁症表现特点的研究,对韩国文化症候群的研究也揭示了韩国抑郁症表达的主要特点。如前文所述,"火病"(Hwa-Byung),又称为愤怒症候群,是最常提到的类似于抑郁症的韩国本土症候群。"火"(Hwa),是沮丧、屈辱、愤怒、失望、恐惧等各种情感的混合体(Park et al. ,2001)。这些消极情绪经过长时间的累积与压抑,被投射到躯体上,表现为一系列的躯体症状,如失眠、疲乏、消化不良、厌食、呼吸困难、心悸、泛痛及上腹部不适(APA,1994)等。研究发现:4.2%～11.9%的韩国人可能患有火病(Lin et al. ,1992;Min,Namkoong,Lee,1990;Park et al. ,2001)。Lin等人(1992)发现:以躯体症状为主的火病与重症抑郁症高度相关。火病是韩国个体抑郁症的指针。Kim和Rew(1994)发现:患有火病的韩裔美国女性比没患火病的韩裔被试更多地报告抑郁症状。Pang在其1998年的报告中也发现,老年韩裔移民将抑郁症等同于火病,在同一意义上使用这两个术语。

可以看出,类似于中国人,韩国文化下的个体同样倾向以躯体化的方式表达抑郁症。而且,躯体化并不意味着对认知、情绪等心理症状的完全排斥,而是将躯体的、心理的症状糅合在一起。

1.2　躯体化的解释:从中国到韩国

"中国躯体化"——与西方欧裔个体相比,中国个体更倾向与躯体化的形式表现其抑郁症——引发了诸多研究者(如 Zhou et al.,2011;Ryder et al.,2008;Parker et al.,2005;Kleinman,1995;Cheung,1984;Leff,1981)的兴趣。不同研究者从不同角度对这一现象进行解释,形成了对立的两派——体验论和理解交流论。随着新的实证证据的出现和理论的发展,对于"中国躯体化"的解释呈现出一种整合两派观点的趋势。鉴于以往文献将重心放在"中国躯体化"这一主题上的研究现实,本节将首先综述"中国躯体化"相关解释。再结合韩国相关文献,对"韩国躯体化"机制进行分析。

1.2.1　"中国躯体化"的体验论

持体验论的研究者认为:不同文化群体病症表现上的差异是由其在心理病理体验上的差异造成的。一些早期的观点,如防御机制论和语言发展论,均属于这一类。

防御机制论　"躯体化"这一术语最先为精神分析学家所提出,用于指代焦虑感为防御机制所压抑,从而通过躯体方式表达出来这一过程(Craig & Boardman,1990)。躯体化与转换障碍的区别在于躯体化是一种慢性的倾向,而非一种急性发作(Kirmayer & Robbins,1991)。Simon(1991)认为正是这些医学无法解释的躯体化症状驱使弗洛伊德及布罗伊尔建立起精神分析理论。按照其理论,无法进入意识层面的心理冲突会以躯体化的形式表现出来;而个体若不能接受这一解释则被定义为阻抗。因此,究其原因,精神分析理论认为被躯体化的,是特定心理问题。正因为精神分析的目标是帮助病人通过重重防御机制,认识到深层的心理冲突,所以躯体化被认为是心理健康水平低、心理不成熟的代名词。

按照这样的逻辑,往前跨一小步就会做出这样的推测:由于中国文化导致了躯体化,那么中国文化必定是一种不健康的、不成熟的文化。这一观点自然遭到了众多研究者的坚决反对,认为它是西方身心二元论的体现,将心理置于躯体之上,而误解了中国文化中躯体及躯体隐喻的意义和作用(Cheung,1984,1995;Draguns,1996)。Cheung(1984)进一步指出,即使中国文化下的个体具有躯体化倾向,也不意味着中国人没有意识心理体验的能力。

语言发展论 Leff(1977)试图将语言与精神疾病体验联系起来,认为词汇结构直接反应了其使用群体的情绪表达。Leff(1981)认为中国人不大描述自己的抑郁心理源自一个简单的局限——中文里缺少描述这些心理状态的词汇(Kleinman,1977;Tseng,1975)。中国文化下的个体可能的确患了抑郁症,但他们无法用语言去表达这些症状,只能借助于躯体隐喻。

这一理论同样遭到了一些研究者的反对,因为它隐含了一种文化等级论。语言人类学家Beeman(1985)就猛烈地批判了Leff(1977,1981)将语言划分为初级或高级的做法,认为一些西方研究者将身心二元论凌驾于身心整体论之上是一种西方式的偏见,这种偏见在精神病学家身上尤为显著。而且,现有研究并不支持词汇与心理体验之间的直接联系。Chang(1985)、Cheung(1995)等学者更是直接反对Leff理论的核心假设(即中文缺乏描述抑郁情感的词汇),指出中文中其实存在很多常用词汇用于描述个体的心理状态及体验。Lee和Kleinman(2007)也认为,躯体隐喻不等于缺乏心理体验,它是特定文化下的一种交流方式。其实,欧洲的各种语言中同样有着躯体化隐喻。在英语中,heartache(心痛)、burning anger(燃烧的怒火)、blind panic(盲目的恐慌)等词汇均是躯体化隐喻(Ryder & Chentsova-Dutton,2012;Lakoff & Kövecses,1987)。很多文化群体都借助躯体化隐喻传递丰富的心理内涵。

语言发展论与防御机制论均因其欧洲中心立场(即宣扬身心二元论,尤其是以"心"为尊的观点)而遭到众多研究者的批判(Beeman,1985;Cheung,1984)。这一类观点与西欧文化下的"个体自我"(independent self-construal)概念相对应。西方文化认为,自己之所以为自己的那些最重要的人格特征都存在于心(mind)中,正常人都能意识到自己的这些特征,并能向他人展示自己的这些特征(Markus & Kitayama,1991)。但是,这一观点并不一定为其他文化所接受(Henrich et al.,2010)。

1.2.2 "中国躯体化"的理解交流论

如果说体验论倾向于认为"中国躯体化"体现了中西方个体心理体验的不同，那么理解交流论则倾向于认为中西方文化下的抑郁症病人在心理病理体验上是基本相同的，只是身处两种不同文化环境下的个体在理解自身痛苦体验及表达自身痛苦的方式和策略不一样。持理解交流论的研究者从中国人的求助方式、抑郁症对患者的影响等方面对"中国躯体化"进行了解释。

求助方式 研究显示，患有心理障碍的中国人总会延迟就医，在这里，所谓的"医"指的是西式心理卫生医疗机构（Cheung,Lau,Wong,1984;Kleinman,1983;Lin et al.,1978;Ryder,Bean,Dion,2000）。而延误的时间则花在各种自助或非西医治疗方式上。换句话说，病人往往先咨询了各种类型的健康从业人员，最后才求助于西式医疗机构，从而进入各研究者们的视野（Cheung & Lau,1982）。Cheung（1982,1984）以香港大学生为研究对象，向其呈现假设的躯体和心理问题，要求大学生们猜测导致这些问题的原因，并提供解决方案。研究者发现，虽然这些大学生对呈现的心理问题做了心理归因，但在提供解决方案时，却更倾向于咨询自己的朋友，而非求助于医生；而对于躯体问题，大学生的反应则恰好相反。值得注意的是，面临心理健康问题且必须就医时，这些学生宁可去找治疗躯体症状的医生，也不愿求助心理方面的从业人员。而面对治疗躯体症状的医生，根据环境的需要，这些病人则往往会更多地展示其躯体症状（Cheung & Lau,1982）。

Cheung 和 Lau(1982)认为，临床观察必须结合临床环境加以考虑，中国文化尤其重视因"情境"制宜。因此，她们批判 Kleinman(1980)及其他研究者不考虑中国人的求助类型和情境压力就做出中国抑郁症病人躯体化的结论。她们认为，在医疗机构做研究的研究者往往错失了宁愿咨询自己朋友而不愿求助医院的病人，更重要的是，医疗环境本身也容易导致病人更多地报告躯体症状。Kleinman(1988)认为这些香港学生并不能代表中国抑郁症病人，因为大学生本身可能因其学生身份及生活在香港而更加西化。并且，有些病人往往求助中医而非西医。对于这些病人是否也面临同样的压力，我们不得而知。不过，Cheung 和 Lau(1982)的研究仍有着重要的贡献：她们重视环境变量的作用，并正确地指出心理症状和心理归因在中国文化（至少香港文化）中并不罕见。但其对于躯体化的论述却不能很好地解释 Parker(2001)、Ryder(2008)等的研究发现：即使是在精神科这样的环境下，抑郁症表现的文化差异仍然存在。

症状污名　个体的症状表现是与个体的自我展示偏见（self-presentation biases）紧密相联的。临床心理学与社会心理学对自我展示的研究发现，在特定动机的驱使下，个体会以特定方式来展示自己，心理测验的结果也会因此受到影响，导致误差。临床上，在做心理测试时，施测者必须对整个测试环境有一定敏感度。例如，在子女监护权案中竭尽所能降低其抑郁症症状的病人，在劳工赔偿案中则会尽力夸大自己的抑郁症状。因为在这两种情况下，抑郁症的存在与否对病人都有着重要的意义，而且病人本身也清楚地意识到这些意义。同样地，如果我们发现特定文化下的个体倾向于隐藏特定症状，我们就要考虑到报告这一症状的负面效应。

因此，很多研究者将关注点转向"污名"（stigma），认为它可以解释中国文化下的个体不重视心理症状的潜在原因。Goffman 对精神疾病带来的污名进行了描述（1963）：患有精神障碍不仅对患者本身的名声有损，而且与患者相关的人的名声也会受损。个体因此会尽量回避这些污名标签，以免承受来自社会，尤其是朋友和家人的巨大压力。若避无可避，则会出现恶性循环：污名恶化疾病、疾病增加污名、污名更进一步恶化疾病……在精神分裂症、抑郁症及其他慢性障碍的研究中，均发现了这一恶性循环效应（Finkler，1985；Ritsher，Otilingam，Grajales，2003）。而躯体化则可以让心理障碍患者"安享"病人角色，而不用承受巨大的污名压力（Goldberg & Bridges，1988）。

许多研究发现：心理疾病，尤其是那些带有明显病理性行为特征的心理疾病，在中国社会尤其受歧视（Lin & Lin，1981；Shon & Ja，1982；Ryder，Bean，Dion，2000）。若病人的病理性行为局限在家的范围内，社会对其症状的宽容度会更大（Lin et al.，1978）。不过，一般来说，中国家庭会把病人隔离在家，避免其接触外人，对精神疾病患者尤其如此（Kirmayer，1989）。

其实，精神疾病的污名观本身就反映了中国文化下的家庭及人际关系特点。Shon 和 Ja 列出了精神疾病反映家族问题的三大理由：① 从身体上说，精神疾病是遗传的结果；② 从心理上说，精神疾病是父母家人没有好好教养病人的结果；③ 从道德上说，精神疾病是一种报应。而且，由于人们普遍认为健康的心理对社会和谐有着重要的影响，因此，精神疾病最后会被看成一个社会问题（Zhi-Zhong，1984）。病人的家人往往会被认为有同样的疾病遗传基因、同样差的家庭教养、会受到同样的报应，从而对其人际交往有着非常大的影响（Lin & Lin，1981）。

精神/心理症状会给个体带来污名,而躯体症状则可作为病人的"免污金牌",既可帮助病人获得医疗资源,又可避免精神疾病带来的污名。事实上,躯体症状在多个国家和地区都存在,包括西欧和北美(Simon et al.,1999)。并且,很多自发报告躯体症状的病人在直接询问之下也承认自己有心理症状(Kleiman,1995)。中国病人可能习惯于在不适时去综合医院寻求医疗帮助,而在这样的医疗环境下,往往就会倾向于强调与其环境相一致的躯体症状(Cheung & Lau,1982)。

1.2.3 折中体验论与理解交流论

"中国躯体化"的体验论认为文化塑造了抑郁症状的主观体验;而理解交流论则强调个体行为反应的情境性,一定程度上否定了心理病理体验的文化差异(Cheung,1995;Cheung & Lao,1982)。当然,个体的行为策略不一定被个体意识到,但却对个体适应社会环境有着重要意义。个体运用现有的、符合当前环境的词语、隐喻等与他人交流,希望能达到好的结果(如,得到社会支持、减少症状带来的痛苦),避免坏的结果(如,批评、羞耻感)。从这一方面来说,"躯体化其实就是一种社会交流方式"(Raguram et al.,1996)。

体验论与理解交流论的对立隐含了这样一种观点:前者认为文化直接影响了心理体验,从而导致不同文化下的症状表现不同;而后者认为文化直接影响的是个体的适应性行为,而非个体真正的心理体验。其实,承认症状表现是一种社会策略并不意味着个体的主观体验不受社会文化的影响——Kleinman(1995)就认为社会政治环境对个体的行为表现和心理体验都有着深刻的影响。如果社会化策略真的不仅影响个体的行为表现,还能影响到个体的症状体验,那么是通过什么机制来完成的呢?

有研究者提出"躯体感觉放大"(somatosensory amplification)这一概念来描述个体对躯体体验的趋向和对认知及情感的回避。所谓躯体感觉放大,指的是躯体的一种过度警觉状态,即使是微弱、偶尔出现的不适感觉,个体也认为代表了身体某方面出了问题(Barsky,Cleary,Klerman,1992;Barsky,Wyshak,Klerman,1990)。其结果是个体对躯体症状的报告增加,但这并不意味着其知觉躯体变化的准确度增高(Pennebaker & Watson,1988;Pennebaker & Brittingham,1982)。到了一定程度,个体就会求助于医生,而就医的对象往往是治疗躯体疾病的医生而非精神科医生。Pennebaker 和 Watson(1991)的研究发现躯体症状报告与消极情感之间存在关系,而消极情感又是与内部过度紧张紧密联系在一起的(Gray,1982)。

此外,有学者还研究了加工和表达情感方面的障碍对躯体化的影响(Sayar et al.,2003)。"述情障碍"——顾名思义:无法表述情感——主要由辨别情感障碍(Difficulty Identifying Feelings,DIF)、描述情感障碍(Difficulty Describing Feelings,DDF)和外向型思维(Externally-Oriented Thinking,EOT)三个部分组成。在这一人格特征上得分高会导致一些心理或身心问题误作为躯体症状,如误将消极情绪唤醒当作躯体症状。而在述情障碍的三大组成部分中,外向型思维(EOT)包含了一种倾向于日常生活的实际方面,而不注重内心情绪的价值观。

在利用述情障碍来解释症状表达的文化差异时,容易误把特定文化行为病理化(Dion,1996)。对于述情障碍的描述最先起源于精神分析学家,辨别情感障碍与描述情感障碍均很清楚地描述了这一病理状态(Kirmayer,1987)。而外向型思维(EOT)则指对自身情绪的不在意,这一概念与特定文化关于情绪的价值取向一致,而非一种病理表现。如果在述情障碍的三个成分中,外向型思维(EOT)在解释"中国躯体化"的作用不同于其他两个成分,且与文化价值观因素相关,那么,我们就能初步推断文化通过影响个体的价值观而影响躯体症状的表达。

近期的研究正好支持了这一推断。相较于欧裔加拿大个体,中国个体的述情障碍得分更高(Zhu et al.,2007),这一差异主要是由外向型思维这一成分导致的(Ryder et al.,2008)。而且,外向型思维(EOT)在欧裔加拿大学生被试与华裔加拿大学生被试上的差异为"西方价值观"所调节(Dere et al.,2012)。以中国抑郁症病人为被试的研究发现,在述情障碍的三个组成成分中,唯独外向型思维(EOT)一个成分与"西方"价值观相关(Dere et al.,2013)。中国文化背景鼓励个体将注意力放在外部世界的实际生活细节中,而非内心情绪上,从而影响了中国人的症状表现。按照这种观点,中国文化下的抑郁症病人,虽然在外向型思维(EOT)上得分较高,但并不是一种病理表现,而是认为其体验到的躯体症状比心理症状更重要。而北美文化下的抑郁症病人则相反,认为心理体验更重要,在与他人的交流中,必须提及其心理感受。

结合现有实证研究,研究者看到了原本相对立的体验论与理解交流论整合的可能性。Ryder 和 Chentsova-Dutton(2012)从更深的文化—心理—大脑视角出发,认为个体对症状的内部体验、社会文化因素及个体的症状表现是相互建构的。

1.2.4 文化—心理—大脑与"中国躯体化"

文化—心理—大脑视角建立于特定"文化"概念的基础之上(Ryder,Ban,Chentsova-Dutton,2011)。前言中,我们曾经提过"文化"的概念:文化并不等同于文化群体,而是与文化群体相关的一些信念和实践活动。文化不仅"内存于心"(in the head),还"外在于人"(in the world)。我们可以借助"文化文本"(cultural scripts)这一概念来理解文化是如何既存于"人心",又存于"人外"的。文化文本指的是内隐或可明确表达的重要文化知识的组织单位。通过社会观察或正规学习,与个体的生存发展息息相关的文化知识,以文本为单位储存在大脑中。文本不仅影响个体知觉内外界信息的方式,同时还帮助个体自动、快速提取相关信息,做出与所处文化环境相应的行为。行为的发出使文本为其他人所观察和理解,文本因此成为文化的一部分(DiMaggio,1997)。因而,文化—心理—大脑视角强调的是文化、心理和大脑的相互建构。这一观点与文化精神病学(Kirmayer,2012)、文化心理学(Chiao,2009;Kitayama & Park,2010)的论述一致。

文化和心理 文化和心理的相互建构是通过社会化这一过程实现的。所谓相互建构,意味着心理和文化并非可分裂的两极,心理在文化的影响下发展,而文化本身也是心理的重要组成部分(Cole,1996;Valsiner,1989)。离开文化背景谈心理,或离开心理谈文化,都是不恰当的。

心理和大脑 大脑是心理健康理论不可或缺的一部分。如果说文化对心理的影响是由上而下的(all the way down;Geertz,1973),那么大脑对心理的影响则是由下而上的(all the way up)。文化与心理、大脑与心理都只有在相互建构中才有意义。在这里,心理并非大脑的副现象,而是具有一些新的特性——社会性及工具性(Clark & Chalmers,1998;Hutchins,1995;Kirmayer,2012;Vygotsky,1978)。例如,习惯使用的工具和亲密的朋友均可称为个体心理的一部分:日历可以成为个体心理记忆系统的一部分,而亲密的朋友则可成为个体情绪调节系统的一部分。

文化与大脑 虽然命名为文化—心理—大脑,但并不意味着文化与大脑要靠心理来连接。人类的大脑是可塑的,尤其是在早期,这种可塑性帮助大脑根据文化输入做出调整(Wexler,2006),从而适应文化。文化与大脑之间的相互作用为人类心理的发展创造了良好的条件。同时,生理条件对文化有着制约的作用。没有生理条件的限制,文化构型(cultural configurations)的方式将是无穷的(Gilbert,

2002；Mealey，2005；Öhman & Mineka，2001）。

文化—心理—大脑的生态学 这里采用"生态学"一词而非"相互作用"是为了避免将文化、心理和大脑误解为三个相互联系的体系。在这里，文化—心理—大脑是一个多维动态体系，一个涉及神经通路、认知图式、人际关系、文化工具、全球通信、各种公司企业、政治活动者、医疗制度等的信息网络。文化、心理和大脑三者不可分割。没有大脑就没有心理的存在，没有心理就不会有文化的存在，离开人类文化的心理则不再是人类心理，脱离心理的大脑也不再具有人类大脑的功能。

文化、心理和大脑这三个维度中，任何一个维度上的变化都会导致所有维度上的变化，但这并不是说一个维度的障碍就一定意味着另两个维度上的障碍，也不能认为高级维度的障碍是由低级维度的障碍引起的。失调的大脑回路并不意味着内在的神经元失调，一个失调的神经元也不能说明其中的分子出现了问题。疾病或者障碍可以由反馈环路的失调引发，所谓失调并非环路的组成部分出现功能障碍，而是对特定问题的反应进一步恶化了这一问题（Hacking，1995；Kirmayer，2012）。例如：假设条件反射性恐惧干扰到了个体的生活，则心理问题成为障碍，这一障碍涉及大脑，但却并不意味着大脑本身功能失调。

高级维度的障碍也会影响到低级维度。社会文化规范、经济条件及政治氛围等的交互作用也能对个体大脑、心理带来创伤。因而不能只强调大脑损伤对心理造成的影响而忽略政治经济因素的影响。鉴于文化、心理和大脑的一体化，对心理维度进行的干预，如认知行为疗法，也会进一步影响到大脑（DeRubeis，Siegle & Hollon，2008）。

以文化—心理—大脑来解释"中国躯体化"，"躯体"在这一视角中处于什么位置呢？Ryder 等研究者（2012）认为，"躯体"存在于这一视角的所有维度中。在大脑维度上，躯体与大脑之间通过往来的信号联系在一起。大脑在对躯体发出信号指令的同时，也对各种感官输入进行监控、整合，从而保持对于躯体状态的动态表征（Craig，2002；Damasio，2003）。研究发现，负责加工内感信息（interoceptive information）的大脑区域同时还负责探知与评估情绪的变化，从而对情绪的主观体验产生影响（Craig，2008；Blood & Zatorre，2001；Damasio et al.，2000）。据此可以认为躯体和情绪在神经表征上就已紧密相联，密不可分了。

在心理维度上，对躯体的意识表征进一步将感知和情感输入与个体对正常或非正常躯体反应的判断联系在一起。这种判断建立在个体经验的基础之上，且具有情境性。例如,感觉疲惫、四肢沉重,在劳作了一天的情况下是正常反应,但若在短暂且轻柔的运动后就出现这些躯体症状就会被认为不正常。

一旦判断躯体出现不正常反应,个体的注意力就会集中于特定躯体感觉上。而所谓的躯体感觉,可以是真实存在的,也可以是想象的。当个体认为这些不正常的躯体反应意味着出现严重疾病或其他重要问题时就会有种恐慌感,这种恐慌感会使人们更容易误读身体信号,夸大实际的身体变化(Mauss et al.,2004;Bogaerts et al.,2008)。研究发现(Paulus & Stein,2010;Gardner et al.,1990),情绪障碍和躯体化易损害个体准确监控自身躯体状态的能力,将个体的注意力聚焦于那些所谓的非正常躯体反应之上。

在文化维度上,面对痛苦,患者依据文化文本做出反应。在漫长的社会文化发展中,各文化群体均有着诸多对痛苦反应的描述。这些描述组成了相应的文化文本。患者从文本中,选择适合自身体验的反应,这其中就包括了各种躯体反应。激活了的文化文本引导个体将注意力放在特定反应上,甚至夸大这些反应。由于认知资源的有限性,其他反应相应地被缩小甚至忽视。文化文本进一步将处于注意中心的反应与特定社会环境、知识相联系,引导个体对这些反应进行解释,让个体知道该如何向他人展示自己的症状。

因此,所谓的躯体症状与心理症状之分实际上反映的是特定文化的观点,而非真正的躯体和情绪信号的神经影像。面对从本质上密不可分的躯体和心理体验,持整合观的人会感觉躯体与心理是相互联系的,而持二元论的人则会感觉躯体症状与心理症状是有区别的。抑郁症的躯体化反映的是一种文化文本:聚焦甚至扩大躯体信号,降低对情感或认知信号的敏感度。这与西方文化聚焦情感或认知信号,降低对躯体信号的敏感度的文本从逻辑上说是一样的。

回到"中国躯体化"这一文化现象上。各种诊断分类——无论是重症抑郁症(major depression disorders)还是神经衰弱——实际上都是文化的产物。在重新解读抑郁症的躯体化时,Ryder 等研究者(2012)建议用"痛苦"一词来代替这些文化标签,以避免混淆。

症状的社会性　痛苦并非由一系列有序的症状组成,而是一团混杂着躯体、情绪、认知及行为等因素的体验。因而患者需要理清这一团乱麻。鉴于认知资源的有限性,理清自身感受并不意味着对各个细节面面俱到,而是要依据一定的方式,将无序的症状整理为有序的症状体验。痛苦越甚,对这种方式的需要就越迫切。

文化文本就提供了一个很好的方式(Philippot & Rimé,1997)。个体在使用这些文本的同时会假定他人也使用这些文本(Ban et al.,2010)。

人类心理的社会性意味着个体总是在真实或假想观众面前展示自身痛苦感受：行为可以为他人所观察；想法可以告知他人也可以隐瞒他人；痛苦带来的社会性损害可以影响到他人或为他人所议论等等。研究显示，抑郁症可以像传染病一样在人群中传播，只不过其传播是通过社会影响(social influence)达到的(Rosenquist et al.,2011)。真实或假想观众的存在不仅驱使个体倾向于选择能逃避社会污名的症状表现和求助方式，还进一步影响了个体对文本的选择及情绪和症状的体验(Ryder et al.,2011;Chentsova-Dutton & Tsai,2010;Lam,2005)。

"躯体"与"心理"症状之分正是在个体通过文化文本理清其混乱体验的过程中出现的。这种分类有着重要意义：患者可以根据当前环境的需要来强调某种症状体验。如果在特定文化下的大多数成员在面临同样问题时均选择了相同或相似的求助方式，或以相同或相似的方式来表达其症状，并且这些求助方式和症状表达方式有效，我们就称之为社会性交流策略，而这些策略本身也成了文化文本的一部分。

即使急性发作过去了，其对文化—心理—大脑的影响却并没有消失。大脑适应了新的加工内感信息的方式，对消极线索的敏感度增加，但准确度却降低了(Paulus & Stein,2010)。已激活的文化文本进一步与个体经验结合，增加了下一次痛苦与急性发作的可能性(Wichers et al.,2010)。从社会功能而言，患者不仅要接受自身身患病症这一事实，还要学会面对他人异样的眼光。因此，对于痛苦的真实体验反过来也会影响到文化文本。患者将自身经验融入文本，强化一致的信息，增加其独特的体会。如果大多患者均加入了相同或相似的细节，文本也就相应地改变了。

从意识水平的策略到深层的体验 前面提到了中国抑郁躯体化的体验论和理解交流论，也提到了一些具有折中两种对立理论的研究。这些理论各有其合理的部分。例如，社会性交流策略可以帮助个体获取更多医疗资源，同时回避社会污名；个体对心理病理症状的体验也受到文化的影响。在此基础上，Ryder 等研究者(2012)认为，理解交流策略也能影响到个体对痛苦的体验。现有研究提供了三种由意识水平上的社会策略到深层的心理体验的路径。

第一种路径是内隐情绪调节。情绪的表达与压抑在不同文化下有不同的意义。西方文化倡导情绪的自由表达，而东亚文化则相反，对情绪的适当压抑反而更符合其社会文化规范。研究发现，抑郁症反映了对社会文化规范的背离：欧裔美国人的抑郁症表现为对积极或消极刺激的情绪反应降低（Bylsma et al.，2008）；而亚裔美国人的抑郁症反而表现为对刺激，甚至是积极刺激的情绪反应增强（Chentsova-Dutton et al.，2007；Chentsova-Dutton et al.，2010）。

情绪的压抑并不一定是一种病态。在特定环境下，情绪的压抑反而符合社会文化规范。但这并不说明压抑情绪是有意识的，它也可以并通常是通过内隐的方式进行。这种内隐调节是人们多次、重复使用同样的调节策略的结果。特定策略的多次重复使用导致其成为一种自动的社会心理功能（Cheung ＆ Park，2010；Mauss et al.，2006；Mauss et al.，2008；Soto et al.，2011）。当然，个体对调节策略的获取是通过学习得到的，这种学习既包括正规学习，也包括间接的社会学习。情绪及其组成部分——躯体症状，就是这样成为特定环境的合理表达方式的。

痛苦体验引发的负性情绪需要个体的调节，而个体对情绪调节的失败反过来也会加大患者的痛苦。"文化规范假设"（cultural norm hypothesis）认为抑郁症与情绪调节失败相关（Chentsova-Dutton et al.，2007；Chentsova-Dutton et al.，2010）。美国抑郁症病人无法再像美国文化文本所倡导的那样自由表达甚至夸大自己的情绪情感（Bellah et al.，1985），而中国抑郁症病人则再无法如中国文化文本所要求的那样控制自身情感（Russell ＆ Yik，1996）。文化文本一方面规定了患者的体验，另一方面也让患者意识到他/她的体验与应遵守的文本背道而驰。无论是哪一方面，痛苦体验都会令患者难以维持正常的情绪调节。其结果就是无论是内隐的还是有意的调节方式均难以持续。

第二种路径是通过情绪的表达影响情绪的体验。通常，人们认为症状的体验决定了症状的表达。若症状的体验与其表达不一致，则是患者隐藏或歪曲其自身体验所导致的。然而，情绪研究者如威廉·詹姆斯则认为情绪的体验与表达互相影响。这就意味着，患者的行为及描述其体验的方式也可以影响自身的痛苦体验。"悲伤令我们皱眉，而皱眉也可以令我们悲伤"（Larsen et al.，1992；McIntosh，1996）。因此，倡导压抑情绪表达的文化环境也会影响到个体的情绪体验。

第三种路径则认为报告无"真实"之说。对于抑郁症的躯体化，尤其是中国抑郁症的躯体化的争论点之一是到底哪种症状才是真实症状。以往的观点主张心理症状才是真实症状；而新的观点则认为症状表现要么反映了患者的真实体验，要么是一种策略性的歪曲。这些观点与临床实践息息相关。在临床上,患者对症状的准确报告以及医生对这些报告的理解对于诊断至关重要。事实上,社会文化环境对症状的体验和表达均有极大的影响。而回忆并报告症状的即时环境更进一步使问题复杂化。就像人们无法完全准确地记忆一样,症状的报告也无法完全真实。

基于这一观点,那些歪曲的症状报告不应被看作是噪音或者测量误差,它们应该是非常有价值的数据。同样地,情绪障碍的各组成部分表现不一致也不意味着报告有误。心理症状和躯体症状并非必定一致。在情绪研究中,不存在某种测评模式一定比别的测评模式更"真实"。自我展示或内心体验,行为反应或认知反应抑或生理反应,均揭示了一些真实,也都存在一些噪音。同理,所有信号都代表了真实反应,包括那些不一致的信号(Mauss et al.,2005;Fernández-Dols et al.,1997;Ruch,1995)。

总之,体验论和理解交流论相互对立。其争论的焦点在于"中国躯体化"到底是一种强烈的躯体体验,还是仅仅为适应中国文化环境的一种社会交流策略的表现。躯体感觉放大及外向型思维的研究初步证明,对病症的认识理解以及交流策略等文化因素也能影响到个体对躯体的体验和感觉。从这一角度看,两大对立的理论存在折中的可能。Ryder 等研究者更是从文化、心理、大脑相互建构的视角,认为从个体厘清自身的心理病理体验开始,就受到了文化文本的影响。这意味着不仅仅在理解、表达或交流自身症状时,个体会有意无意地考虑到各种社会文化因素,还意味着各种文化因素能通过文化文本影响到了个体对症状的体验。按照这一逻辑,通过文化文本,体验论和理解交流论并不一定要相互排斥,二者是完全可以加以整合的。

此外,值得注意的是,无论从何角度对"中国躯体化"这一现象进行解释,解释的提出者们似乎都"不言而喻"地将躯体化当作中国人心理社会问题表达的一种普遍规律。那么,躯体化到底是中国人表达心理问题的一般规律,还是仅针对抑郁症的特殊表现形式呢? 这一问题还未得到很好的回答。

1.2.5　从中国到韩国:"韩国躯体化"解析

当"中国躯体化"成为了文化心理病理学研究的中心,近年来,研究者们也开始将这一文化现象的研究辐射至东亚其他文化群体。如前所述,国际流行病学研究发现,在东亚其他国家,抑郁症发病率也非常低。中国流行躯体化的文化症候群神经衰弱症,韩国也有类似于抑郁症的躯体化症候群——火病。韩国与西方的跨文化研究以及对韩国人或韩裔美国人的症状研究更确定了韩国文化下个体的躯体化倾向。那么,"韩国躯体化"的原因是什么?现有文献没有系统地对"韩国躯体化"进行解析,多在论文的讨论部分对这一现象进行粗略地分析。对这些分析进行整理可以发现,研究者们对"韩国躯体化"现象也给予了类似"中国躯体化"的解释。我们同样可以从体验论和理解交流论两方面对现有文献进行综述。

体验论 韩裔研究者多从韩国传统医学角度对"韩国躯体化"进行解析。其基本思想是强调心身一元论,心理、情绪方面的问题能引发个体躯体方面的不适体验。这一基本内涵与"中国躯体化"的体验论观点大抵相当。

韩国传统医学也建立在阴阳五行学说等古代哲学理论基础之上,并直接以阴阳、五行、天人关系等哲学概念阐明医学中的问题。其中,阴阳代表事物两种对立的属性或两种对立的运动趋势。阴阳对立统一,是天地万物的总规律。五行学说认为所有事物内部都包含金、木、水、火、土五种功能属性的成分。五种成分按照一定规律相互联系,形成事物的整体功能结构。

阴阳的平衡和五行的协调除了对身体健康很重要外,对心理健康亦很关键。从传统医学的病因理论上说,七情(喜、怒、忧、思、悲、恐、惊)能导致五脏(心、肝、脾、肺、肾)阴阳、五行失调,进而引发五脏疾病;反过来,五脏阴阳、五行的失调也能引发各种情志问题,即心理不适。正是通过阴阳和五行,情绪与五脏紧密相联。具体来说,心与喜、神明相关;肝与怒、勇气相关;肺与悲、忧相关;脾与思和意志相关;肾与恐、精神相关(Kim & Rhi,1976)。因此,情绪和五脏相互影响。抑郁被认为与肝和肾阴阳、五行不调相关。极端的情绪压力也会让人感到自己的身体处于危险状态(Pang,1998)。"我的血会流干"等躯体化表达也可以理解为患者意识到自身躯体受到威胁。从这一角度来说,受到韩国传统医学思想影响的个体,在面临心理压力时,会相应地感受到躯体症状。并且阴阳、五行等躯体化因素反映了万物(包括身心疾病)运行的根本规律。因而从躯体方面理解心理症状、以躯体化的方式表达自己的不适是符合韩国传统医学思想的。

理解交流论 体验论从传统医学角度阐释了"韩国躯体化"现象;而理解交流论则从反映韩国文化价值观的情绪压抑以及求助行为两个方面对"韩国躯体化"加以分析。从其内容上看,类似于理解交流派学者对"中国躯体化"的解释。

情绪及相关障碍的表达与文化价值观紧密相联。研究者认为,韩国个体倾向

1 抑郁症及其躯体化:历史回顾与研究假设

于压抑自身的情绪。这种压抑反映了儒家关于人际关系的思想。具体来说，儒家强调和谐的人际关系。而人际关系的和谐则是建立在一定的等级区分基础之上的（Yan，2005）。这种等级关系反映在现代韩国家庭结构上，表现为子从父、幼从长、女从男（Kim，1998）；反映在社会结构上，则表现为尊重权威、后辈遵从前辈、下层阶级听命于上层阶级等（Kim，1998；Kwon-Ahn，2001）。此外，女性在韩国社会中始终处于从属地位，韩国称为Samjongjodo，即"三从"：在家从父、出嫁从夫、夫死从子（Kim，1998；Pak，2006）。这种相对严格的等级区分导致处于从属地位的成员必须压抑自己的情绪（尤其是消极情绪），以维持整个社会或家庭的和谐（Kim，1973）。因而在韩国文化中，相对于直接的情感表露，躯体化是一种更好的情绪表达方式。这种躯体化表达可以是有意识的，也可以是无意识的，在这一点上，"韩国躯体化"不同于精神分析学派关于躯体化的概念，即认为无法进入意识领域的焦虑只能通过躯体症状表现出来（Pang，1998）。在Pang（1998）的访谈中，韩裔被试认为人理应调节自己的抑郁情绪；不能做到自我调节的人是"缺乏意志力、智商较低、没有常识"的。和他人谈论内心感受是"无用的"，只会让事情，尤其是人际关系复杂化。作为妻子或女儿的妇女若过多地和别人谈论自己的内心感受，是"没有妇德的"，并且会给自己、自己的孩子及整个家庭带来耻辱。孩子有责任尽全力让自己的父母高兴。

　　类似于对"中国躯体化"的解释，研究者同样从个体的求助行为角度出发来理解"韩国躯体化"。研究发现，心理/精神障碍的症状污名同样存在于韩国文化中（Kang，1982，；Pang，1998）。韩国个体对求助于心理治疗师或精神科医生持消极态度。Yoo（2001）将韩国大学生与美国大学生进行对比发现：韩国大学生更倾向于躯体化，对于心理治疗或咨询的态度也比美国大学生消极。典型相关分析（canonical correlation analysis）发现，美国文化下的垂直个体主义（vertical individualism）与对心理咨询或治疗的态度呈负相关。

　　Kim（1999）对韩国个体的求助行为进行了总结：① 患有心理/精神障碍的韩国个体倾向于向治疗躯体疾病的医疗机构求助；② 除了西式医疗机构，心理障碍患者还试图从传统医学、药店等机构求助，或者通过吃健康食品进行治疗；③ 面对治疗躯体疾病的西式医生或者传统医生，患者往往倾向于报告躯体症状。

　　总体而言，相比系统的"中国躯体化"研究，"韩国躯体化"的研究较为薄弱。而现有对"韩国躯体化"的解释，无论是从其思路上还是从其内容上，都与"中国躯体化"的解释相似。基于此,本研究将通过实证方法,首先建立"中国躯体化"机制模型,并将模型在韩国被试中进行检验,从而帮助丰富相对单薄的"韩国躯体化"研究文献。

1.3　问题的提出与研究假设

1.3.1　问题的提出

作为文化心理病理学的重要课题,"中国躯体化"现象,尤其该现象与抑郁症的联系,已经得到多个文化和跨文化研究的支持(如,Kleinman,1982,1986;Parker et al.,2001;Ryder et al.,2008)。而对于"中国躯体化"的解释,研究者从更广义的角度,论述相对于西方人,中国人在面临心理社会问题时的体验和反应特点。在此基础上形成了体验论和理解交流论两派对立的观点。体验派认为躯体症状是中国临床患者最主要的主观体验与感受。而理解交流派认则认为患者实际上体验了多种症状,只不过在和别人交流时选择了只强调躯体症状。Ryder 等研究者(2012)从文化—心理—大脑视角出发,借助文化文本这一重要概念,对两派观点进行了整合,认为患者报告的症状既反映了其"重要"体验,也具有社会性。然而,关于"中国躯体化"现象及其解释,仍然存在一些有待进一步澄清的问题:

第一,"中国躯体化"究竟是病症特殊性(disorder-specific)现象(即该现象主要和抑郁症相关)还是中国人心理问题表达的一般性规律(即该现象至少与多种心理障碍相关)? 现有数据(Parker et al.,2001;Ryder et al.,2008)支持了中国抑郁症患者相比欧裔西方病人更倾向于报告躯体症状这一结论,但还未有实证研究探索"中国躯体化"与其他类型心理障碍的关联。然而,已有对"中国躯体化"的解释却暗含中国人通过躯体化的方式表达"广义上"心理痛苦的观点。因此,在进一步探讨中国人为什么会有躯体化症状表达倾向之前,有必要先回答:中国人总是躯体化心理问题,还是主要在抑郁症时有躯体化特点?

第二,从文化角度分析,"中国躯体化"的机制是什么? 本研究基于 Ryder 等研究者(2012)的整合观点,可以将该问题细化为两个子问题:① 中国人以强调躯体症状的方式表达心理问题,这一反应方式本身可以看作一种文化文本。那么这一文化文本的内涵是什么？②这一文化文本又是如何产生的？哪些文化因素影响到该文化文本，进而导致患者主要报告躯体症状这一临床现象？

第三，从文化角度，"中国躯体化"相关文化文本能否帮助区分述情障碍的文化成分（即外向型思维维度）与病理成分（包括辨别情感障碍维度和描述情感障碍维度）？从概念的缘起上说，"述情障碍"与"躯体化"均可追溯至精神分析。述情障碍患者易误将消极情绪唤醒当作躯体症状，现有实证研究发现述情障碍与"中国躯体化"现象紧密相联（Ryder et al.，2008）。此外，述情障碍的组成维度与躯体化的相关解释亦存在共通之处。辨别情感障碍与躯体化的防御机制论均强调个体对自身情感认识上的"不能"。而描述情感障碍与躯体化的语言发展论均强调个体向他人描述自身情感方面的缺陷。对述情障碍的最新文化研究发现，不同于辨别情感障碍和描述情感障碍维度，外向型思维维度蕴含着一种倾向于日常生活的具体事务，而不注重内心情绪的文化价值观（Dere，Falk，Ryder，2012；Dere et al.，2013），且这一维度部分解释了中国和欧裔加拿大临床被试在躯体症状倾向上的差异（Ryder et al.，2008）。基于述情障碍与"中国躯体化"的密切联系，可以尝试借助躯体化相关文本，进一步将外向型思维这一文化成分与辨别和描述情感障碍这两个病理性成分区分开。同时，其结果也能为述情障碍是如何与"中国躯体化"相关联的这一问题提供实证解释。

第四，"中国躯体化"文化文本、躯体化机制模型以及述情障碍文化模型是否适用于韩国人群？现有研究显示，韩国人也同样有着通过躯体症状表达心理问题的倾向（Keyes & Ryff，2003；Kim，2002；Kim et al.，1999；Pang，1998，2000；Park & Bernstein，2008；Yoo & Skovhot，2001）。对这一现象的解释与学者们对"中国躯体化"的解释殊途同归（Pang，1998；Yoo，2001；Park et al.，2013）。基于此，我们可以通过将中国模型扩展至韩国个体的方式，以丰富我们对"韩国躯体化"的认识。

1.3.2　理论构想

中国人总是躯体化吗？ 对于第一个研究问题，即，中国人总是躯体化心理问题，还是主要在抑郁症时才倾向于采用躯体化表达，本研究选择检验中国和欧裔临床病人分别在抑郁和焦虑症状上的躯体化倾向。这样做的主要原因是焦虑与抑郁都是以消极情绪为主要特征，临床也常见抑郁和焦虑共病的情况（Coplan，et al.，2015）。并且，与抑郁症类似，焦虑症同样既包括心理症状（如，忧虑、注意力集中困难），也包括躯体症状（如，紧张、出汗）。

由于缺乏前期研究，无法预测中国人是否同样会以躯体化的方式表达焦虑症状。一方面，如前所述，焦虑症和抑郁症均以消极情绪为主要特征，二者存在很多重合之处。神经影像研究显示，焦虑和抑郁患者对内感受信息有着类似的解释偏向（Paulus & Stein，2010），这可能导致一个共同的结果，即，躯体症状的表达。如果中国人对抑郁症状的强调与消极情绪表达的文化文本相关，那么，可以预期这一效应会拓展至以消极情绪为主要特征的其他心理障碍。传统中医理论也为这一观点提供了支持。按照中医理论，躯体症状是情绪的组成部分（Hong et al.，1995；Lin，1985；Tseng，1975）。

另一方面，在特定文化环境下，不同类型心理综合征或症状的意义可能不同，因而其对应的文化文本也不同。抑郁和焦虑可能蕴含不同的意义。研究发现，中国文化孕育着浓厚的避免消极结果的预防性倾向（prevention focus），这种倾向与对他人的责任感相关（Elliot et al.，2001；Lee，Aaker，Gardner，2000；Lockwood，Jordan，Kunda，2002），同时还与焦虑情绪相关（Higgins，Shah，Friedman，1997；Lee et al.，2000）。由于焦虑情绪能表达对社会线索的敏感性（例如，担心朋友和家人等），所以，焦虑这一情绪可能比抑郁更容易为中国人所接受和表达。相比之下，焦虑的躯体症状反而无法恰当地表达出这一亲社会倾向。按照这一思路，可以预期在焦虑症状上，中国人和欧裔西方人的躯体化水平没有差异。总体而言，由于还没有文献聚焦中国与欧裔临床个体的焦虑症症状，本研究是对"中国躯体化"是中国人抑郁症的症状表现特征还是也存在于其他心理障碍中如焦虑症这一问题的初步探索。

"中国躯体化"文化文本：痛苦体验和理解交流　要回答第二个问题，即"中国躯体化"的机制是什么，首先需要探究"中国躯体化"文化文本的内涵。需要回到体验论和理解交流论，对二者去粗取精（彭运石，林崇德，车文博，2006），结合 Ryder 等人（2012）的论述提炼文化文本。体验论认为中国抑郁症患者之所以更多地报告或强调躯体症状，是因为面对心理、社会压力，患者体验到的最强烈、最多的是身体方面的不适。痛苦越强烈，身体不适感也越强烈。这种躯体不适可以是伴随消极情绪的躯体感知，也可以是长期就医习惯（即，一出现不适感就认为自己生病）或者中国特有的意象思维（即，整体直观的、观物取象和取象比类的、经验的思维方式；吕小康，汪新建，2012）影响下，个体形成的心理社会压力—躯体不适的联结。这些因素一起组成了躯体化文化文本的"痛苦体验维度"。在这一维度的影响下,个体往往聚焦甚至扩大实际存在的或者想象的躯体症状。至于情绪低落等心理症状,则因为注意力资源的有限性,被相应地减小甚至忽视。正由于个体强烈地感受到了一系列躯体方面的不适,面对朋友或医生时,则主要报告躯体症状。个体的这一行为,一方面使文化文本与个体经验进一步吻合,丰富了个体对文化文本的体验;另一方面,通过他人的观察,其行为亦成为文化的一部分,为他人所学习。当特定文化下大多数人都这样做时,痛苦体验这一文化文本维度也就形成了。

对理解交流论进行进一步提炼可以发现其核心思想在于人的社会性。个体有适应其所在文化环境的需要,即使是在经受痛苦的情况下,个体也必须以社会所允许的方式展示自己,以符合文化规范的方式与他人交流。不同的文化对个体间情感交流的方式有不同的规定。若个体所处文化倡导对情绪的压抑,或者鼓励不给予内心情绪以过多的关注,抑或社会普遍对精神疾病患者甚至其家人均存有歧视,个体就会倾向于自我调节,向他人隐藏自己的情绪冲突,或者有意无意地以间接的方式寻求帮助,如仅仅咨询躯体方面的不适,回避心理方面的痛苦。个体受文化环境影响对疾病的理解及对"合适"的行为方式的认识组成了躯体化文化文本的另一维度,即"理解交流"维度。在这一维度的影响下,躯体症状成为心理患者展示的重点。当这种求助行为为特定文化下的大多数成员所采用时,同样地,理解交流文化文本维度就形成了。文本的形成进一步对人的决策产生影响:每当有心理不适,就会想到寻求治疗身体疾病的医生的帮助。

总体而言,痛苦体验与理解交流维度源自体验论和理解交流论的核心内容,但剔除了两大理论的不合理因素,并在 Ryder 等研究者(2012)的整合思想基础上提炼而成。痛苦体验维度和理解交流维度并不互相冲突,而是相互关联。正如 Kleinman(1988)、Ryder 等研究者(2011)所言:文化环境不仅影响个体对疾病的认识、与他人交流疾病的策略,还可以直接塑造疾病体验,最终形成了"中国躯体化"这一文化心理病理现象。

根据上述理论构想,笔者选取《中国人个性测量表》(Chinese Personality Assessment Inventory,CPAI)的躯体化分量表(Cheung et al.,1996)为研究工具,期望通过验证性因素分析来确定躯体化文化文本两个维度(痛苦体验和理解交流)的存在。《中国人个性测量表》(CPAI)是中国本土人格量表,既囊括了文化共通性的人格特征,如外倾性,又涵盖了儒家文化影响下的、独特的本土人格特质,如面子、和谐。同时,CPAI 也是一个包含一般人格特征和临床人格特质的综合性量表。其中,具有文化独特性的人格或临床特质概念取自中国小说、习语、中国人的自我或他人描述及相关学术文献(Cheung et al.,1996;Cheung et al.,2003)。躯体化分量表的编制基于编制者认为躯体化是:① 在特定关系情景中,对痛苦情绪的反应(即,与痛苦体验文本内容一致;Kleinman,1986);② 应对痛苦的过程,在该过程中,病患会压抑消极情绪,避免心理治疗,通过抱怨身体问题以方便求助(即与理解交流问题内容一致;Cheung,1998;Cheung,Kwong,Zhang,2003)。该量表的项目反应了躯体化文化文本两个维度的内容,有助于本研究分解躯体化问题的维度。此外,CPAI 被应用于包括韩国在内的多个文化群体并获得了良好的信效度支持(Cheung et al.,未出版的问卷说明手册;Chon & Cho,2004;范为桥,等,2011),有助于保证研究在韩国被试中进行躯体化评估的可操作性和信效度水平。

文化价值观→文化文本→躯体症状报告模型 文化文本并非探索"中国躯体化"的终点。从其定义来看,文化文本成形于个体与其所在文化环境的相互作用。Parker 等(2005)关于澳大利亚华裔对西方文化的适应度与躯体化关系的研究显示:华裔越是倾向于主流西方文化价值观,躯体化程度越低。此外,Ryder 等(2008)与 Dere 等(Dere,Falk,Ryder,2012;Dere et al.,2013)研究者的系列研究显示,文化价值观是影响个体躯体化倾向的重要文化因素。因此,本研究以"中国躯体化"文化文本为中心,提出文化价值观→文化文本→躯体症状报告的机制模型。具体来说,中国传统价值观包含一种观点:躯体症状比心理症状带来的(社会性)麻烦小一些。这一理解与理解交流维度相联系,该维度不鼓励向别人(尤其是家人以外的人)承认自己的心理问题/痛苦。而痛苦体验维度,即,面对无法承受的社会心理压力时,个体感受到并直接报告躯体不适。这一反应方式导致个体会强调躯体症状,表现出强烈的躯体化倾向。可以看到,痛苦体验与理解交流两个维度与不同变量的关系不同。理解交流维度更显著地受到文化价值观的影响,而痛苦体验维度对躯体症状的报告影响更大。

躯体化解释模型的建立离不开对躯体化这一概念的测量。在现有"中国躯体化"的相关研究中,Ryder 等研究者(2008)划分的躯体症状量表与心理症状量表为本研究提供了恰当的评估工具。这两个量表从现有抑郁症症状量表,即《流行病学研究中心抑郁自评量表》《一般健康问卷》和《中国健康问卷》三份抑郁症症状量表中抽取躯体和心理症状相关项目,进行因素分析获得。两个量表在中国被试中的信效度较好。其具体项目见表1-1。鉴于躯体症状和心理症状量表的相关性（Ryder et al.，2008），在本研究中，将心理症状量表作为控制变量，探究文化价值观与文化文本对个体躯体症状报告的影响。

表1-1　躯体症状量表和心理症状量表

躯体症状量表	心理症状量表
食欲减退	难以摆脱抑郁
睡眠问题	抑郁心境
头痛	做任何事都感到很吃力
心悸	感觉活得很失败
胸闷	恐惧
肢体震颤或麻木	少语
焦虑引发失眠	孤独
呼吸不畅	流泪
全身不适	悲伤
神经衰弱	很难"继续下去"
夜晚睡眠不深	丧失自信
	感觉生活没有希望
	无价值感
	不想再活下去
	不高兴
	兴趣丧失
	无法面对困难

述情障碍与文化文本　　述情障碍的文化研究将述情障碍的三个维度分为两个成分，外向型思维维度为文化成分（Zhu et al.，2007；Ryder et al.，2008；Dere，Falk，Ryder，2012；Dere et al.，2013），而辨别/描述情感障碍维度为病理性成分Bailey&Henry，2007；Saarijarvi，Salminen，Toikka，2001；Joukamaa，2008；Grabe et al，2000）。为了进一步区分这两个成分，鉴于述情障碍两大成分与"中国躯体化"解释理论的对应性，即辨别/描述情感障碍维度与体验论内容对应，而外向型思维成分则与理解交流论相关内容均直接反映了文化环境的影响，本研究尝试将躯

体化两个文本维度与述情障碍两大成分联系起来,可以预测:理解交流维度与文化成分(即外向型思维)的关联更大,而痛苦体验文本与病理性成分(即辨别/描述情感障碍)的关系更显著。在具体实证研究中,基于精简变量的需要,若数据显示,辨别情感障碍和描述情感障碍的相关高于二者与外向型思维的相关,则可以将辨别情感障碍和描述情感障碍合并为一个变量,即辨别/描述情感障碍。

"韩国躯体化"探索　虽然"韩国躯体化"研究相对单薄,但从现有文献中可以看到,以往研究倾向于从体验论和理解交流论两个角度对躯体化进行解释。测试中国模型在韩国人群中的适用性,有助于对"韩国躯体化"的理解。

1.3.3　研究假设

对于研究问题一,即躯体化是中国人抑郁症症状表达的特征,还是同样存在于中国人焦虑症症状表达中,由于还未有文献对该问题进行过回答,本研究考虑两个对立的假设:

假设 1　相比欧裔临床病人,中国临床病人在抑郁和焦虑症状上具有类似的躯体化倾向。

假设 2　中国临床病人与欧裔临床病人在焦虑症状上的躯体化倾向没有显著差异。

对于研究问题二,即"中国躯体化"的机制,本研究以《中国人个性测量表》的躯体化分量表为工具对躯体化文化文本进行研究。根据躯体化文化文本的二维(痛苦体验和理解交流)理论构想,本文提出"中国躯体化"文化文本的两因素结构假设:

假设 3　在中国人群中,躯体化量表可分为相关但不冗余的两个因素:痛苦体验因素和理解交流因素。

针对"中国躯体化"的文化机制模型,即文化价值观→文化文本→躯体症状报告,本文提出以下研究假设:

假设 4　在中国人群中,中国传统价值观与理解交流因素正相关。

假设 5　在中国人群中,控制了心理症状后,痛苦体验因素与抑郁症躯体症状水平正相关。

对于研究问题三,即"中国躯体化"文化文本帮助区分述情障碍的文化成分(即外向型思维)与病理成分(即辨别/描述情感障碍),根据两成分与体验论、理解交流

论的对应关系,提出以下研究假设:

假设 6 在中国人群中,理解交流因素与外向型思维正相关。

假设 7 在中国人群中,痛苦体验因素与辨别情感障碍和描述情感障碍正相关。

对于研究问题四,即在中国人群中得以验证的躯体化文化文本、躯体化机制模型以及述情障碍文化模型是否适用于韩国人群,根据现有文献,提出以下研究假设:

假设 8 在韩国人群中,躯体化量表可分为两个相关但不冗余的两个因素:痛苦体验因素和理解交流因素。

假设 9 在韩国人群中,传统价值观与理解交流因素正相关。

假设 10 在韩国人群中,控制了心理症状的影响后,痛苦体验因素与抑郁症躯体症状水平正相关。

假设 11 在韩国人群中,理解交流因素与外向型思维正相关。

假设 12 在韩国人群中,痛苦体验因素与辨别情感障碍和描述情感障碍正相关。

2　躯体化是中国人抑郁症的症状表达特点：中加跨文化比较研究

本章试图回答研究问题一，即：躯体化是中国人抑郁症症状表达的特征，还是同样存在于中国人焦虑症症状表达中。研究目的是比较中国与欧裔加拿大临床病人分别在抑郁和焦虑症状报告的躯体化倾向。由于还未有文献对该问题进行探索，本研究考虑两个对立的假设，即：相比欧裔加拿大临床病人，中国临床病人在焦虑症状上同样存在躯体化倾向，或相反。

2.1　方法

2.1.1　研究参与者与程序

本研究参与者从 Ryder 等（2008）的研究样本中挑选。该样本中，中国临床参与者为中国湖南长沙的湘雅二医院神经症科门诊病人。欧裔加拿大临床参与者为加拿大安大略省多伦多的成瘾与心理健康中心心境与焦虑项目的抑郁门诊病人。病人被告知无论是否参与研究均不会影响其治疗。获得病人的书面同意后，对所有符合入组标准的门诊病人进行结构化访谈，再让其填写一系列问卷。

作为文化心理病理学研究，过于坚持严格的诊断标准会人为地减少文化差异

(Kleinman，1988)，因为诊断标准也是文化的产物。因此，本研究同时考虑到DSM、《国际疾病分类标准》(ICD)中关于抑郁症和焦虑症的诊断标准，以及《中国精神疾病诊断手册》(CCMD)关于神经衰弱和焦虑症的诊断标准，将纳入标准定为：① 符合至少一项抑郁症(DSM-Ⅳ，ICD-10 标准)或神经衰弱(CCMD-2-R 标准)的核心症状；② 在结构化访谈中至少有一项临床显著的焦虑核心症状(即，惊恐发作、场所恐怖焦虑、社交焦虑、忧虑、强迫性思维、强迫性行为和特殊恐怖焦虑；创伤后应激障碍不包括在其中)。排除标准为：① 具有精神病、躁狂或认知损伤症状；② 年龄小于 18 岁，或大于 65 岁；③ 不住在城市。

最终的多伦多样本包括 33 名男性、46 名女性欧裔加拿大人，平均年龄为 36 岁(年龄区间为 18～60 岁，标准差＝10)。最终的长沙样本包括 68 名男性、86 名女性汉族中国人，平均年龄为 31 岁(年龄区间为 18～65 岁，标准差＝11)。

2.1.2　测量工具

测量工具包括结构化访谈表和一系列自评量表。多伦多参与者采用英语版结构化访谈表和自我报告量表，长沙参与者采用中文版。中文版结构化访谈表由一名中英双语精神病学家翻译，一名双语临床心理学博士检查，并与翻译者、项目主持人讨论后定稿。自评量表的中英版翻译由两名双语学生按照翻译—反译程序完成定稿。

访谈工具

DSM-Ⅳ结构化临床访谈，轴 I，病人版，焦虑障碍模块(First et al.，1997)为了提升该访谈的跨文化使用效用，Ryder 等(2008)对该访谈进行了改编：① 加入 ICD-10 和 CCMD-2-R 关于抑郁和神经衰弱的症状；② 无论综合征标准，所有症状都进行评估；③ 神经衰弱部分按照国际和中国本土诊断标准编制；④ 对症状严重程度采用 0～3 的四点记分。0 代表无症状，1 代表有症状但未达到诊断标准或不具有临床显著性，3 代表症状具有临床显著性且严重，2 为 1 与 3 之间。本研究按照各类焦虑障碍的核心症状(如广泛性焦虑障碍的忧虑)而非正式诊断挑选研究参与者，因为诊断本身为文化所塑造(Ryder et al.，2008)。

自评量表

《中国人个性测量表躯体化分量表》(CPAI-S；Cheung et al.，1996)　该量表由 15 个项目组成，用于测量个体在抑郁时与躯体症状相关的态度、信念和躯体反应。

被试根据自己的情况，对项目进行是/否两点评分。本研究中，该量表在多伦多样本的内部一致性系数为 0.62，在长沙样本的内部一致性系数为 0.73。

《认知—躯体焦虑量表》(CSAQ；DeGood & Tait，1987)　该量表分为躯体和认知两个分量表，每个分量表均包括 7 个项目。躯体分量表(CSAQ-S)测量焦虑时报告躯体症状的倾向。该分量表在多伦多样本的内部一致性系数为 0.58，在长沙样本的内部一致性系数为 0.66。认知分量表(CSAQ-C)测量焦虑时报告认知症状的倾向。该分量表在多伦多和长沙样本的内部一致性系数均为 0.76。

2.1.3　数据分析方法

跨文化测量要求量表项目在不同文化下具有相同的意义。考虑到本研究的样本量，采用三步有序逻辑回归(ordinal logistic regression；Ryder et al.，2008)检验量表的跨文化等值。由于多伦多样本和长沙样本的大小不均衡，本研究采用 Welch t 检验比较两个样本在核心焦虑症状上的差异。由于 CPAI-S、CSAQ-S 和 CSAQ-C 三份量表的得分彼此之间显著相关，$rs = 0.32$ 到 0.60，所有 $ps < 0.01$。因此，本研究采用协方差分析(ANCOVA)比较两个样本在三份量表上的差异，同时控制其他量表的影响。

2.2　结果

2.2.1　跨文化等值

三步有序逻辑回归结果未发现 CPAI-S、CSAQ-S 和 CSAQ-C 三份量表中有任何项目有项目功能差异。

2.2.2　核心焦虑症状的组间比较

表 2-1 呈现了长沙样本和多伦多样本在核心焦虑症状上的水平，以及两个样本比较的结果。多伦多样本中的参与者报告了更高的惊恐发作和社交焦虑水平，而长沙样本中的参与者报告了更高的忧虑和强迫性思维水平。

表 2-1　长沙和多伦多样本的描述统计和组间比较

	多伦多		长沙		t' test	
	M	SD	M	SD	t'	df
惊恐发作	0.72	0.96	0.25	0.67	3.93**	118.06
场所恐怖焦虑	0.38	0.79	0.31	0.72	0.64	145.07
社交焦虑	0.85	1.04	0.49	0.83	2.68**	130.84
忧虑	1.35	1.05	1.74	0.98	−2.72**	147.56
强迫性思维	0.19	0.51	0.86	1.08	−6.40**	229.63
强迫性行为	0.37	0.68	0.31	0.76	0.56	173.61
特殊恐怖焦虑	0.59	0.87	0.59	0.98	0.03	174.98
CPAI-S	2.70	0.47	2.92	0.57	−3.11**	186.64
CSAQ-S	3.40	0.61	2.72	0.69	7.63**	171.59
CSAQ-C	3.68	0.67	3.46	0.73	2.28*	166.16

注:CPAI-S=中国人个性测量表躯体化分量表;CSAQ-S=认知—躯体焦虑量表—躯体分量表;CSAQ-C=认知—躯体焦虑量表—认知分量表。

* $p<0.05$;** $p<0.01$(本书图表中的 *、** 均同此义)。

2.2.3　躯体化倾向的组间比较

表 2-1 展示了长沙和多伦多两个样本在自陈量表上的平均数,以及两个样本比较的结果。ANCOVA 结果显示,控制 CSAQ-S 和 CSAQ-C 得分后,长沙样本在抑郁相关躯体化倾向上得分显著高于多伦多样本,$F(1,228)=33.58, p<0.01$。这一结果与现有研究结果(如 Ryder et al., 2008)一致。然而,控制 CPAI-S 和 CSAQ-C 得分后,多伦多样本在焦虑躯体化倾向上的得分显著高于长沙样本 $F(1, 228)=70.00, p<0.01$。

2.3　讨论

本研究旨在回答"中国人总是躯体化心理问题,还是主要在抑郁症时才倾向于采用躯体化表达"这一问题。考虑到焦虑障碍与抑郁症的相似性,以及常见二者共病的临床现实,本研究选取同时患有临床显著的抑郁和焦虑核心症状的中国汉族和欧裔门诊病人为研究对象,比较二者在抑郁和焦虑躯体化倾向量表上的差异。研究结果显示,尽管抑郁时,中国门诊病人的确比欧裔加拿大门诊病人的躯体化程度更高,但是,焦虑时,中国门诊病人反而比欧裔加拿大门诊病人的躯体化水平更低。并且,焦虑核心症状上的组间差异也支持了这一主要发现:中国样本在忧虑和强迫性思维等心理症状上得分更高,而欧裔加拿大样本在惊恐发作这一躯体症状上得分更高。

本研究的结果支持了第一章所述的第二个假设。由于中国文化环境鼓励预防性倾向,在该倾向的影响下,焦虑可以反映亲社会责任感,因此,中国人对焦虑症状的表达与抑郁症状不一致。虽然本研究的这一研究结果和解释还需要更多证据的支持,但是,本研究说明"中国躯体化"是中国人抑郁症症状的表达特征,不能将其泛化至其他心理问题或障碍。此外,本研究的结果还说明抑郁症和焦虑症的文化文本可能是不一样的。"中国躯体化"是中国人抑郁症症状表达的文化文本。

从文化心理病理学的角度,欧裔加拿大人在焦虑时比中国临床病人的躯体化程度更高这一现象同样值得关注。一个可能的原因是西方文化环境不鼓励预防性倾向,因而焦虑的心理症状没有太多个人或社会性价值,其文化文本就将重心放在躯体体验上。另外一个可能是,焦虑违背了北美文化的文化期待。在其文化环境中,个体被期待自信地追求个人目标,向他人展示自己的积极面,而焦虑直接违背了这些期待。无论如何,本研究关于焦虑"西方躯体化"的发现提醒我们:西方文化环境及其产物不应该成为"金标准",其自身也需要进行更明确的文化解释。

本研究存在一些局限。首先,CSAQ-S在多伦多样本中的信度较低,未来研究需要采用更好的测量工具。此外,本研究的研究参与者均在位于城市的精神医学中心寻求帮助,限制了本研究发现的普遍性。相比本研究的中国参与者,农村病人可能受到中国传统文化的影响更深(Ryder et al.,2008)。最后,本研究的样本量有限,无法对每类焦虑障碍做更深入的探索。但是,鉴于抑郁和各类焦虑障碍的高共病率,本研究样本的异质性恰恰反映了临床现实。

2.4　结论

　　本章的研究是第一个将躯体化跨文化比较拓展至焦虑障碍的研究。以往对于"中国躯体化"的讨论经常将躯体化倾向作为中国人表达心理问题的普遍倾向。本研究表明，躯体化主要是中国人表达抑郁症状的特征，不能拓展至其他心理障碍。"中国躯体化"是中国人抑郁症症状表达的文化文本。

3 中国抑郁躯体化倾向的机制研究： 以中国大学生为研究对象

根据第二章研究结果，从本章开始聚焦抑郁躯体化这一主题。本章以中国大学生为研究对象，从文化角度探索抑郁躯体化倾向的机制。虽然大学生为正常人群，但仍可以从其潜在的(未达到临床显著水平)症状表达倾向中，尝试探知影响这一倾向的原因。具体来说，本研究将探索抑郁躯体化文化文本，并在此基础上建构抑郁躯体化机制模型与述情障碍文化模型。如前所述，本章假设抑郁躯体化文化文本的两因素(痛苦体验和理解交流)模型拟合良好。对于中国抑郁躯体化机制模型而言，理解交流因素与现代化价值观显著负相关，痛苦体验因素与抑郁症躯体症状水平显著正相关。对于述情障碍文化模型而言，理解交流因素与外向型思维显著正相关，而痛苦体验因素与辨别情感障碍和描述情感障碍正相关。

3.1 方法

3.1.1 研究参与者与程序

215 名湖南师范大学教育科学学院大一学生以班级为单位参加了本项研究。主试向研究参与者介绍本研究，参与者在签署知情同意书后，填写一系列问卷。其中，一份问卷因缺失数据过多，视为无效。最终样本由 55 名男生、158 名女生、1 名未报告性别者组成，共计 214 人。参与者年龄在 17～22 之间($M=19.21$ 岁；$SD=$

0.95)。其中,约 29% 的参与者出生于城市,71% 的参与者出生于农村。

3.1.2 测量工具

测量工具包括人口学问卷及一系列心理障碍症状及文化相关量表。所有量表均采用中文版。

《中国人个性测量表躯体化分量表》(CPAI-S;Cheung et al.,1996)由 15 个项目组成,用于测量个体在抑郁时与躯体症状相关的态度、信念、躯体反应。被试根据自己的情况,对项目进行是/否两点评分。虽然量表编制者将躯体化分量表视为单维量表,但其项目内容符合第一章理论构想所述对躯体化文化文本痛苦体验和理解交流两个维度的描述。因此,本研究先根据第一章理论论述对项目进行分类,之后再通过数据对项目的划分进行检验。

理论分类的具体做法为:一位心理学博士生阅读关于抑郁躯体化文化文本两个维度的描述,根据描述,将 CPAI-S 项目划为两组。一组项目描述伴随心理社会压力的躯体体验,另一组描述个体以回避或间接的方式对待或讨论心理社会压力。要求该博士生在对项目分组的同时,对项目划分的肯定程度进行评价,从"非常确定"到"非常不确定"。之后,由一位心理学教授对项目划分结果进行评估,经过讨论,最终确定两组项目的划分。具体分组见表 3-1。数据检验见 3.1.3 数据分析方法部分。

表 3-1　CPAI-S 两因素分组

痛苦体验	理解交流
心情烦躁就头痛	不对朋友说心事
浑身不适	遇到心理问题宁愿看医生
紧张时肠胃不适	补药让头脑灵活
被人责骂后吃不下东西	精神疾病是五脏不调所致
不高兴时头痛	即使极度焦虑也不看医生
工作紧张时头昏眼花	患精神病是件见不得人的事
不顺时心如石沉	——

《中国人个性测量表现代化分量表》(MOD;Cheung et al.,1996)由 15 个项目组成,测量个体在家庭关系、物质欲、社会等级、贞操观等方面的现代化/传统价值

观及信念。项目同样为是/否两点计分。反向计分后,分数越高,现代化价值观越强,越倾向于抛弃传统价值观;反之,则代表了被试较强的中国传统价值观(Cheung,Kwong,& Zhang,2003)。

《多伦多述情障碍量表》(TAS-20;Bagby,Taylor,Parker,1994)由 20 个项目组成,用于测量个体无法清楚体验或表述情绪状态的倾向。本量表由辨别情感障碍(DIF)、描述情感障碍(DDF)和外向型思维(EOT)三个分量表组成。该问卷被翻译成 18 种语言,在 19 个国家施测,信效度良好(Taylor,Bagby,Parker,2003)。在中国精神病患者中亦有良好的信效度(Zhu et al.,2007)。该问卷为 5 点计分,从"非常不同意"到"非常同意"。得分越低,个体越能意识到自己的心理状态。

《流行病学研究中心抑郁自评量表》(CES-D;Radloff,1977)由 20 个项目组成,主要用于对抑郁症的调查和研究。虽然该量表最初主要用于西方被试,但在中国被试中也有良好的信效度(Cheung & Bagley,1998;Lin,1989;Zhang & Norvilitis,2002)。该问卷为 4 点评分,从"很少或者没有"到"大部分时间或全部时间"。

《一般健康问卷》(General Health Questionnaire,GHQ;Goldberg,1972;Goldberg & Williams,1988)选用 30 个项目的版本,用于探测轻度精神障碍(即单相抑郁症和焦虑症)。问卷编制者从 200 个常用症状项目库中选出 30 个最能探测精神障碍的项目编入问卷中。这一量表同样在中国得到了验证(Chan & Chan,1983)。该问卷为 4 点评分,从"无"到"有(重度)"。

《中国健康问卷》(Chinese Health Questionnaire,CHQ;Cheng & Williams,1986)由 30 个项目组成,其中有 15 个项目不同于一般健康问卷,为一般健康问卷的中国改良版。该问卷在中国人群中有良好的信效度(Choong & Wilkinson,1989)。其计分方式同样为 4 点计分,从"无"到"有(重度)"。

如第一章理论构想部分所述,为了对参与研究的大学生躯体化倾向进行评估,本研究使用 Ryder 等研究者(2008)的《抑郁躯体症状量表》和《心理症状量表》。这两份量表是从《流行病学研究中心抑郁自评量表》《一般健康问卷》和《中国健康问卷》三份抑郁症症状量表中抽取相关项目,经过因素分析而得,在中国和加拿大人群中具有测量等值性(Ryder et al.,2008)。两份量表具体内容见表 1-1。

3.1.3　数据分析方法

验证性因素分析　基于 3.1.2 测量工具部分对 CPAI-S 项目的理论划分,本研究通过验证性因素分析对 CPAI-S 的痛苦体验和理解交流两因素模型进行检验。两因素模型的优势通过对比两因素模型与嵌套单因素模型的卡方值来确定。统计软件采用 M-plus 第 5 版(Mutheén & Muthén,2007)。鉴于 CPAI-S 的数据为二分数据,选用调整型加权最小二乘法(Weighted Least Squares Means and Variance Adjusted Estimation,WLSMV)。

结构方程模型 在 CPAI-S 的两因素模型基础上,继续利用 M-plus 软件建立中国抑郁躯体化及述情障碍的结构方程模型。选用结构方程模型的原因是其拥有良好的生态效度:能同时分析多个变量,使研究结果更接近真实;容许测量误差的存在;有助于对文化文本这一宽频维度(broad bandwith)的测量(Dawis,1987)。此外,鉴于样本量相对较小而变量相对较多的情况,采用打包技术(parceling)通过随机的方式将项目分放入对应于潜变量的三个项目包中。得到的数据均视为连续数据,因而在结构方程模型中,采用最大似然估计法(Maximum Likelihood Estimation,MLE)。

3.2 结果

3.2.1 数据整理

对于验证性因素分析的二分数据,根据 Tabachnick 和 Fidell(1996)的 90—10 法,将超过 90% 的被试选"是/否"或少于 10% 的被试选"是/否"的项目视为极端值(outlier)。经检验,在本研究中无极端值。

对于结构方程模型的连续数据,根据 Tabachnick 和 Fidell(1996)的 $+/-3.3$ 标准差法,将偏离平均数 $+/-3.3$ 个标准差的数据视为极端值。对于少数极端值,将其 Z 分调整为 $+/-3.3$,再转化为原始分数。

3.2.2 描述性统计结果

各变量的平均数、标准差及变量的两两相关见表 3-2。出于减少变量的考虑,根据相关结果:辨别情感障碍与描述情感障碍的相关为 0.58,$p<0.01$,外向型思维与二者的相关分别为 0.25 和 0.37,$p<0.01$。对比三个相关值,辨别和描述情

感障碍之间的相关值与其他两个相关值的差异均显著(Pallant,2007)。结合以往文化研究的结论(如 Dere et al.,2012),即辨别情感障碍与描述情感障碍均为病理性成分,而外向型思维为文化成分,本研究合并辨别情感障碍维度和描述情感障碍维度为一个变量"辨别/描述情感障碍"(简称为"辨别/描述")。

表 3-2 描述统计与相关

	平均数	标准差	相关					
			1	2	3	4	5	6
1. 外向型思维	19.62	3.35						
2. 辨别/描述	30.68	6.92	0.33**					
3. 躯体症状	4.79	4.83	0.13	0.37*				
4. 心理症状	9.63	8.27	0.21**	0.42**	0.70**			
5. 现代化	29.36	4.06	−0.11	−0.08	−0.13	−0.18		
6. 痛苦体验	8.73	3.27	0.10	0.32**	0.43**	0.41**	−0.20**	
7. 理解交流	5.94	2.36	0.22**	0.26**	0.29**	0.39**	−0.31**	0.50**

3.2.3 抑郁躯体化文化文本的因素结构

本研究通过四个拟合指数来评判验证性因素模型的拟合优度:模型卡方值(Model Chi Square,χ^2)、比较拟合指数(Comparative Fit Index,CFI)、塔克-路易斯指数(Tucker-Lewis Index,TLI)及近似的均方根误差值(Root Mean Square Error of Approximation,RMSEA)。评判标准为(Yu,2002):χ^2 不显著;CFI 和 TLI 若大于 0.95 为优;RMSEA 小于 0.05 为优。

结果显示,两因素验证性因素模型的拟合度较好:$\chi^2 = 47.08, df = 41, p = 0.24$;CFI=0.97;TLI=0.97;RMSEA=0.03。如图 3-1 所示,痛苦体验潜变量显著地预测了对应的观测变量,标准载荷从 0.38 到 0.79,$ps < 0.01$;理解交流潜变量亦显著地预测了对应的观测变量,标准载荷从 0.22 到 0.60,$ps < 0.05$ 或 0.01。两个潜变量显著相关,高达 0.94。

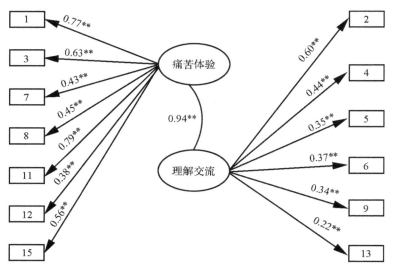

图 3-1　大学生样本两因素 CFA 模型

单因素嵌套模型亦有着良好的拟合度：$\chi^2=47.58, df=42, p=0.26$；CFI$=0.97$；TLI$=0.97$；RMSEA$=0.03$。如图 3-2 所示，躯体化倾向因素显著地预测了所有观测变量，标准载荷从 0.22 到 0.79，$ps<0.05$ 或 0.01。采用 DIFFTEST 对两个模型的卡方进行比较发现，两模型的拟合度差异不显著：$d\chi^2=0.20, df=1, p=0.66$。

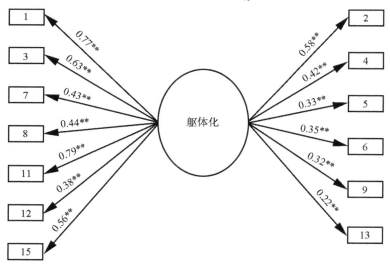

图 3-2　大学生样本单因素嵌套 CFA 模型

3.2.4 中国抑郁躯体化倾向的机制模型

尽管两因素模型的拟合度并不明显优于单因素模型,但从理论角度出发,仍以两因素模型为基础建构结构方程模型。通过六个拟合指数来评判结构方程模型的拟合优度:模型卡方值(χ^2)、卡方与自由度的比值(χ^2/df)、比较拟合指数(CFI)、塔克路易斯指数(TLI)、近似的均方根误差值(RMSEA)及标准化残差均方根(SRMR)。评判标准为(Bryne,1994,2011;Ullman,1996;Hu & Bentler,1999):χ^2不显著;χ^2/df比值小于 5.0 可接受,小于 2.0 为优;CFI 和 TLI 大于 0.90 可接受,大于 0.94 为优;RMSEA 小于 0.10 可接受,小于 0.05 为优;SRMR 小于 0.08可接受,小于 0.05 为优。

躯体化机制模型,即探讨痛苦体验、理解交流两个文化文本维度与现代化价值观、抑郁症躯体症状报告之间关系的模型,有着良好的拟合度:$\chi^2=149.65,df=83,p=0.00;\chi^2/df=1.80$;CFI$=0.95$;TLI$=0.93$;RMSEA$=0.06$,90% CI 从0.05到 0.08;SRMR$=0.10$。如图 3-3 所示,现代化价值观显著地预测了两个文化文本维度,标准路径系数分别为-0.39 和$-0.62,ps<0.01$。利用 WALD TEST 对比两个系数,差异不显著:Wald$=1.20,df=1,p=0.27$。值得注意的是,在控制了抑郁症心理症状对抑郁症躯体症状的影响后,痛苦体验文本对躯体症状的影响显著,标准路径系数为 0.38,$p<0.05$;而理解交流维度对躯体症状的影响不显著,标准路径系数为$-0.23,p>0.05$。

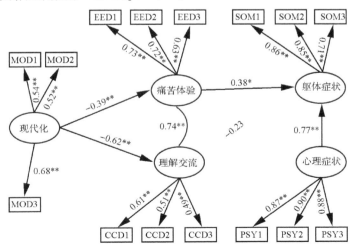

图 3-3　大学生样本抑郁躯体化 SEM 模型

3.2.5　中国述情障碍文化模型

从理论构想出发,仍以两因素模型来建构述情障碍文化模型(探讨痛苦体验、理解交流两个文化文本维度与外向型思维、辨别/描述情感障碍之间的关系)。所得模型有着良好的拟合度:$\chi^2 = 88.41, df = 48, p = 0.00; \chi^2/df = 1.84; CFI = 0.93; TLI = 0.90; RMSEA = 0.06, 90\%\ CI$ 从 0.04 到 0.08;$SRMR = 0.05$。如图 3-4 所示,理解交流因素显著地影响了外向型思维,标准路径系数为 0.67,$p < 0.05$;而痛苦体验因素对外向型思维的影响不显著,标准路径系数为 -0.32,$p > 0.05$。痛苦体验和理解交流两个因素对辨别/描述情感障碍的影响均不显著,标准路径系数分别为 0.28 和 0.18,$ps > 0.05$。

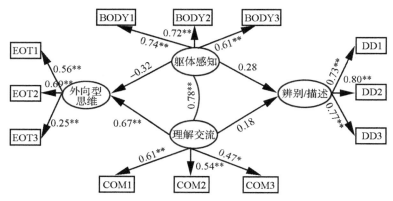

图 3-4　大学生样本文化文本—术情障碍 SEM 模型

3.3　讨论

本章研究尝试以实证的方法探索中国抑郁躯体化倾向的机制。根据前述理论构想,主要回答三个问题:① 测量中国抑郁躯体化文化文本的量表是否可以划分为痛苦体验和理解交流两个维度;② 文化价值观→躯体化文化文本→躯体化倾向的机制模型是否得到数据的支持;③ 利用痛苦体验和理解交流两个因素区分述情障碍病理成分与文化成分的文化模型是否得到数据的支持。对于第一个问题,我们假设对应于痛苦体验和理解交流维度的两因素模型拟合良好;对于第二个问题,我们假设不同的因素与不同的变量相关,理解交流因素与现代化价值观负相关;在控制了心理症状的影响后,痛苦体验因素与抑郁症躯体症状水平正相关;对于第三个问题,假设理解交流因素与外向型思维显著正相关,而痛苦体验因素与辨别情感障碍和描述情感障碍正相关。

对于第一个问题,作者选取《中国人个性测量表》躯体化分量表这一具有文化特性的量表作为研究工具来确定影响中国抑郁躯体化表达的文化文本。量表的编制者(Cheung et al.,1996)认为这一量表反映的是一个独立的因素或概念,这也许是因素分析中痛苦体验和理解交流潜变量相关系数过高的一个原因。遗憾的是,与单因素嵌套模型相比,两因素模型并未显示出其优势,关于两因素结构模型拟合良好的假设并没有得到支持。这一结果可能是由研究样本导致的。本章研究以年轻的大学生为研究对象。可能年轻人对抑郁相关社会污名的关注度较低,因而对症状体验和症状交流的区分度比较低。更为关键的是,对于大多数大学生而言,量表项目只是一种偶尔的(如不高兴时觉得头疼)或想象的体验(如患有心理疾病时会感觉羞耻)。他们主要根据痛苦的文化文本报告,但对他们而言,文化文本内含的多个观点相互杂糅,或多或少处于一个混沌体中。因此,在后面的研究中,有必要采用年龄、受教育程度更多样化、具有真实心理疾病体验的个体来代替大学生被试。尽管因素分析结果没有体现出两因素模型的优越性,但结构方程分析的结果对此做出了有力的补充,其结果在一定程度上显示,痛苦体验和理解交流因素的确与不同的概念相联系。

具体来说,在抑郁躯体化的机制模型中,现代化价值观与理解交流因素显著负相关;控制了心理症状后,痛苦体验因素与躯体症状水平直接相关,这一结果支持了研究假设。此外,本章研究还发现,痛苦体验因素同样与现代化价值观显著负相关,尽管这一点本研究没有做明确的假设,但符合 Ryder 等(2012)研究者们的整合观思想,即文化环境不仅能影响个体与他人交流心理问题的方式与策略,还能影响个体的内部体验。

对于述情障碍的文化模型,尽管相关研究假设并没得到验证,但研究结果仍然支持了述情障碍文化成分与病理成分的分离。作为文化成分的外向型思维仅与理解交流因素相关,而与痛苦体验因素无关。两大躯体化文化文本因素与辨别/描述情感障碍关系不显著,这一结果可能为非病理性学生样本所致。尽管如此,借助于外向型思维与理解交流维度的联系,我们也初步探知了述情障碍是如何与"中国躯体化"相联系的。

总体而言,即使是在研究参与者为正常大学生的情况下,痛苦体验和理解交流两个因素各自存在的理论价值在一定程度上得到了数据的支持,抑郁躯体化结构模型和述情障碍文化模型亦初步得以建立。

3.4 结论

本研究以中国大学生为被试,从文化角度对中国抑郁躯体化表达的原因进行探索。研究结果在一定程度上确立了躯体化文化文本的痛苦体验和理解交流两因素结构的合理性,且证实了文化价值观→文化文本→躯体化水平机制模型及述情障碍文化模型的可行性。基于被试人口学特点的局限,以及中国抑郁躯体化这一现象的心理病理特性,有必要在年龄、受教育程度多样化、具有心理疾病体验的人群中对各模型进行进一步检验。

4 中国抑郁躯体化的机制研究：
以临床病人为研究对象

为了克服第三章关于大学生群体研究的局限,本章研究选取中国临床病人为研究对象,进一步探讨中国抑郁躯体化这一文化心理病理现象的机制。本研究继续沿用第三章的研究思路,检验抑郁躯体化文化文本的两因素模型,采用文化价值观→文化文本→躯体化倾向的模式来解释中国抑郁躯体化倾向,并对与抑郁躯体化密切相关的述情障碍进行文化剖析。与第三章一致,本章同样假设抑郁躯体化文化文本的两因素(痛苦体验和理解交流)模型拟合良好。对于中国抑郁躯体化机制模型而言,理解交流因素与现代化价值观显著负相关,痛苦体验因素与抑郁症躯体症状水平显著正相关。对于述情障碍文化模型而言,理解交流因素与外向型思维显著正相关,而痛苦体验因素与辨别情感障碍和描述情感障碍正相关。

4.1 方法

4.1.1 研究参与者与程序

研究参与者是来自中国湖南省三家医院的心理门诊病人。其中,两家医院(中南大学附属湘雅第二及第三医院)在湖南长沙市,以便招募城市病人;第三家医院位于湖南怀化,距离长沙市约 492 千米,以便招募农村病人。

本章研究通过一定的程序筛选研究参与者。由受过培训的心理系研究生作为主试去各医院,招募无精神病(psychosis)、躁狂症(mania)或神经认知缺陷(neurocognitive deficits)病史且年龄在 18～65 岁之间的门诊病人,告知这些病人不参加研究不会影响其治疗,获得病人的书面同意后,对所有答应参加研究的门诊病人进行结构化访谈,再让其填写一系列问卷。

访谈工具采用《美国精神疾病诊断手册》第四版临床结构访谈病人版,轴一,心境障碍模块(*Structured Clinical Interview for DSM-Ⅳ,Axis I,Patient Version,modules for mood disorders*;First,et al.,1997)。作为文化心理病理学研究,过于坚持严格的诊断标准会人为地减少文化差异性(Kleinman,1988)。因为诊断标准亦是文化的产物。另外,如综述部分所述,Kleinman(1982)认为中国的神经衰弱症与西方定义的抑郁症从本质上说均是同一心理病理的表现方式。

根据以上两点,作者沿用 Ryder 等(2008)对访谈问卷做出的修改:① 按照 ICD-10 及《中国精神疾病诊断手册》第三版(CCMD-3)关于抑郁症和神经衰弱症的独有的诊断标准,增加躯体症状和心理症状;② 按照 Ballenger 等研究者(2001)的建议,测量所有症状,而不管症候标准;③ 按照国际及中国本土诊断标准,编制神经衰弱症模块;④ 依据精神状况现状检查表(Wing,Sartorious,Ustün,1998),将评定量表扩展为 0～3 级计分,对症状严重程度进行测评。0 代表完全没有症状,1 代表有症状,但没达到临床显著的程度,2 代表临床症状,3 代表症状非常严重。

依据结构化访谈的结果,作者挑选至少具有一项重症抑郁症或神经衰弱症核心症状的病人,即挑选至少在抑郁心境、兴趣减退及脑力体力易疲劳三项中的一项上得分为 2 或 3 的病人为参与者。之后,排除自陈问卷上缺失数据过多的参与者。

最终的病人样本包括 116 位男性、165 位女性,年龄范围 18～64 岁($M=34$,$SD=11.73$)。其中,165 名被试募自长沙市的医院(58.7%),116 名被试募自怀化的医院(41.3%)。33.1%的被试出生于城市,但是,68.0%的被试现居于城市。这些人口学数据反映了现今中国大批农村人口进入城市的现状。从受教育程度上看,14 人(5.0%)没读完小学,16 人(5.7%)仅完成小学教育,95 人(33.8%)完成中学教育,65 人(23.1%)完成了一定形式的职业培训,82 人(29.2%)达到大学学士水平,9 人(3.2%)达到博士水平。

4.1.2　测量工具

本研究采用了与上一章相同的测量问卷。

《中国人个性测量表躯体化分量表》(CPAI-S；Cheung et al.，1996)由 15 个项目组成，测量个体在抑郁时与躯体症状相关的态度、信念、躯体反应。被试根据自己的情况，对项目进行是/否两点评分。

《中国人个性测量表现代化分量表》(MOD；Cheung et al.，1996)由 15 个项目组成，测量个体在家庭关系、物质欲、社会等级、贞操观等方面的现代化/传统价值观及信念。项目同样为是/否两点计分。反向计分后，分数越高，现代化信念越强，越倾向于抛弃传统价值观，反之，则代表了被试较强的中国传统价值观(Cheung，Kwong，Zhang，2003)。

《多伦多述情障碍量表》(TAS-20；Bagby，Taylor，Parker，1994)由 20 个项目组成，测量个体无法清楚体验或表述情绪状态的倾向。本量表由辨别情感障碍(DIF)、描述情感障碍(DDF)和外向型思维(EOT)三个分量表组成。该问卷被翻译为 18 种语言，在 19 个国家施测，信效度良好(Taylor，Bagby，Parker，2003)。其在中国精神病人中亦获得良好的信效度(Zhu et al.，2007)。该问卷为 5 点计分，从"非常不同意"到"非常同意"。得分越低，个体越能意识到自己的心理状态。

《抑郁症状量表》(Ryder et al.，2008)由 28 个项目组成，测量个体抑郁时的心理和躯体症状。该量表由 Ryder 等(2008)从流行病学研究中心抑郁自评量表、一般健康问卷和中国健康问卷三份抑郁症症状量表中抽取相关项目，经过因素分析而得，在中国和加拿大人群中具有测量一致性。本量表包括两个分量表。躯体症状分量表包括 11 个项目。心理症状分量表包括 17 个项目，每个项目为 4 点记分。

4.1.3　数据分析方法

数据分析方法同第三章研究。利用 M-plus 软件，第一步对 CPAI-S 进行验证性因素分析，比较两因素模型与单因素嵌套模型；第二步为结构方程模型分析。抑郁躯体化机制模型探讨现代化价值观、痛苦体验及理解交流两个因素与抑郁症躯体症状之间的关系；述情障碍模型分析外向型思维、痛苦体验及理解交流两个因素及辨别/描述情感障碍合并变量之间的关系。

4.2 结果

4.2.1 数据整理

与第三章一样,采用90—10法(Tabachnick & Fidell,1996)对 CPAI-S 的二分数据进行检验,没有发现极端值。

以+/—3.3标准差法(Tabachnick & Fidell,1996)对于结构方程模型的连续数据进行检验,发现少数极端值。将极端值的 Z 分调整为+/—3.3,再转化为原始分数。

4.2.2 描述性统计结果

各变量的平均数、标准差及变量的两两相关见表4-1。在本研究中,辨别情感障碍与描述情感障碍的相关为 0.74,$ps < 0.01$,外向型思维与二者的相关均为 0.16,$ps < 0.01$。对比三个相关值的结果显示辨别情感障碍与描述情感障碍之间的相关显著高于二者与外向型思维的相关。基于与第三章研究同样的理由,合并辨别情感障碍维度与描述情感障碍维度为一个变量,即"辨别/描述"。

表 4 - 1　描述统计与相关

	平均数	标准差	相关 1	2	3	4	5	6
1. 外向型思维	21.78	3.55						
2. 辨别/描述	33.27	9.74	0.17**					
3. 躯体症状	15.75	6.78	0.01	0.07				
4. 心理症状	32.19	10.63	0.13*	0.18**	0.49**			
5. 现代化	9.45	3.39	—0.18**	0.13**	—0.23**	—0.19**		
6. 痛苦体验	4.68	1.80	0.01	0.19**	0.58**	0.39**	—0.23**	
7. 理解交流	2.45	1.55	0.19**	0.09	0.30**	0.21**	—0.38**	0.35**

4.2.3 中国抑郁躯体化文化文本的因素结构

两因素模型的拟合度较好：$\chi^2 = 77.63, df = 44, p = 0.00; CFI = 0.91; TLI = 0.92; RMSEA = 0.05$。如图 4-1 所示，痛苦体验潜变量显著地预测了对应的观测变量，标准载荷从 0.47 到 0.85，$ps < 0.01$；理解交流潜变量亦显著地预测了对应的观测变量，标准载荷从 0.27 到 0.77，$ps < 0.01$。两个潜变量显著相关，相关系数为 0.53。

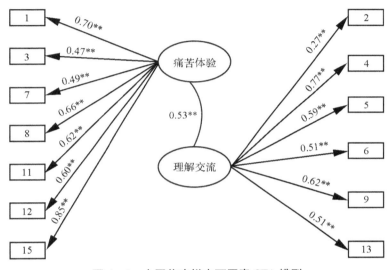

图 4-1 中国临床样本两因素 CFA 模型

单因素嵌套模型的拟合度不佳：$\chi^2 = 125.34, df = 45, p = 0.00; CFI = 0.79; TLI = 0.81; RMSEA = 0.08$。如图 4-2 所示，躯体化倾向因素显著地预测了所有观测变量，标准载荷从 0.24 到 0.79，$ps < 0.01$。采用 DIFFTEST 对两个模型的卡方进行比较发现，两模型的拟合度差异显著：$d\chi^2 = 36.32, df = 1, p = 0.00$。两因素模型明显优于单因素模型。

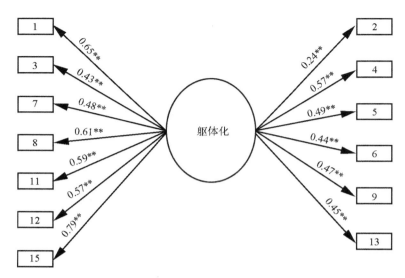

图 4 - 2　中国临床样本单因素嵌套 CFA 模型

4.2.4　中国抑郁躯体化倾向的机制模型

经过比较，CPAI-S 的两因素模型优于单因素嵌套模型，在此基础上建构两因素结构方程模型。得到的中国抑郁躯体化机制模型，即探讨痛苦体验、理解交流两个因素与现代化价值观、抑郁症躯体症状之间关系的模型，显示出良好的拟合度：$\chi^2 = 185.47, df = 83, p = 0.00; \chi^2/df = 2.23; \text{CFI} = 0.93; \text{TLI} = 0.92; \text{RMSEA} = 0.07, 90\% \text{ CI 从 } 0.05 \text{ 到 } 0.08; \text{SRMR} = 0.08$。如图 4 - 3 所示，现代化价值观显著地预测了痛苦体验和理解交流两个因素，标准路径系数分别为 -0.35 和 -0.67，$ps < 0.01$。利用 WALD TEST 对比现代化价值观影响痛苦体验和理解交流两个因素的值，差异不显著：$\text{Wald} = 0.01, df = 1, p = 0.92$。值得注意的是，在控制了抑郁症心理症状对抑郁症躯体症状的影响后，痛苦体验因素对躯体症状的影响显著，标准路径系数为 $0.60, p < 0.01$；而理解交流因素对躯体症状的影响不显著，标准路径系数为 $-0.01, p > 0.05$。

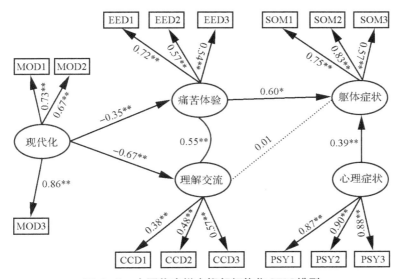

图 4-3　中国临床样本抑郁躯体化 SEM 模型

4.2.5　中国述情障碍文化模型

　　运用 SEM 进一步探讨痛苦体验、理解交流两个因素与外向型思维、辨别/描述情感障碍之间的关系。同样,模型有着良好的拟合度:$\chi^2 = 89.10, df = 48, p = 0.00; \chi^2/df = 1.86; CFI = 0.94; TLI = 0.92; RMSEA = 0.06, 90\%$ CI 从 0.04 到 0.07; SRMR = 0.06。如图 4-4 所示,痛苦体验和理解交流两个因素分别与不同的变量相连:理解交流因素对外向型思维影响显著,标准路径系数为 $0.38, ps < 0.05$;痛苦体验因素对外向型思维影响不显著,标准路径系数为 $-0.14, ps > 0.05$。

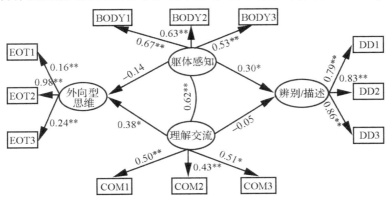

图 4-4　中国临床样本文化文本——述情障碍 SEM 模型

痛苦体验因素对辨别/描述情感障碍影响显著,标准路径系数为 0.30,$p<0.05$;理解交流因素对辨别/描述情感障碍影响不显著,标准路径系数为 -0.05,$p>0.05$。

4.3　讨论

本章以中国临床病人为研究对象,进一步探讨中国抑郁躯体化这一文化心理病理现象的机制。具体研究内容为进一步探测:① 中国抑郁躯体化文化文本的两因素模型(痛苦体验和理解交流)是否得到临床数据的支持;② 文化价值观→文化文本→躯体化倾向的结构模型是否得到临床数据的支持;③ 述情障碍的文化模型是否得到临床数据的支持。具体提出相应的假设:① 中国抑郁躯体化文化文本的两因素模型(痛苦体验和理解交流)拟合良好;② 理解交流因素与现代化价值观显著负相关;③ 控制了心理症状后,痛苦体验因素与抑郁症躯体症状水平显著正相关;④ 理解交流因素与外向型思维显著正相关;⑤ 痛苦体验因素与辨别情感障碍和描述情感障碍显著正相关。

验证性因素分析结果显示,对应于痛苦体验与理解交流两大文化文本维度的两因素模型拟合度良好,并在与单因素嵌套模型的比较中显示出其优势,支持了关于两因素模型的假设。对比前一章的结果,说明病人当前的疾病体验对于躯体化文化文本两个维度的区分有额外的贡献。当然,这一解释还有赖于进一步的实证探索。除此以外,抑郁躯体化结构模型发现两个因素与不同的变量相关,这也进一步证明了将抑郁躯体化文化文本分解为两个因素的效用。与假设一致,抑郁躯体化结构模型支持了文化价值观影响关于疾病的交流策略这一观点。按照本章和前一章研究结果,中国传统价值观与谨慎的心理问题交流策略,以及将心理痛苦理解为躯体问题的偏向相关。

与前一章研究结果一致,痛苦体验因素同样受到现代化价值观的影响。尽管本研究未作出这一假设,但这一研究结果为 Kleinman(1988)、Ryder 等(2011)研究者的观点提供了支持:文化价值观可以直接塑造疾病体验。心理社会压力—躯体反应的反应模式则与高水平的躯体症状报告倾向相关。通过控制心理症状,本研究进一步证明了该反应模式与躯体症状的特殊关联。

相比前一章研究结果,本章的抑郁躯体化机制模型与 Ryder 和 Chentsova-

Dutton(2012)提出的整合观一致：痛苦使得患者感受到一系列内部不适，文化影响个体将注意力集中在一部分体验中。对这部分体验的聚焦导致其成为症状。尽管在某些情境下，病人会有意识地选择向他人描述自身痛苦及寻求帮助的方式与策略，但是，这一社会过程也会影响患者对特定体验的关注，进而导致特定症状的出现。

在述情障碍的文化模型中，痛苦体验因素与影响辨别/描述情感障碍显著相关，而理解交流则与外向型思维显著相关。研究结果符合假设，也进一步验证了Ryder 等研究者（2008）对于外向型思维与中国抑郁躯体化的发现。总体而言，本研究通过结构方程的分析，进一步丰富了中国抑郁躯体化的"图画"，确定了痛苦体验与理解交流两个因素在中国抑郁躯体化机制中的不同作用。

本章研究的重要特点在于研究样本。从临床诊断标准的文化特性出发，根据Kleinman 的研究结论，本研究囊括了具有西方抑郁症诊断和 ICD、中国神经衰弱症诊断核心症状的临床病人。经受身心痛苦的临床被试有助于对心理病理相关的文化文本的验证。此外，本研究既有来自城市的临床被试，也有来自农村的临床被试。被试在年龄、受教育程度、社会经济地位的多样性有助于本研究结果的推广。但同时，也必须承认，本研究仅在医院精神科取样，那些被限制在家以及求助于传统中医的患者并未被囊括。从文化特性上说，这些患者可能比我们的研究被试更遵从中国传统文化。

本章研究与前一章研究共有的一个亮点在于结构方程建模技术的采用。尤其在外向型思维量表上。以往研究发现，对于第一语言不是英语的被试，外向型思维量表的信效度较差（Bressi, et al. , 1996；Taylor, Bagby, Parker, 2003；McCrae, et al. , 2000；Costa, Terracciano, McCrae, 2001），在中国被试中亦是如此（Ryder et al. , 2008；Dere et al. , 2012）。结构方程模型有效地考虑到了测量误差，有助于避免信度的影响。在本研究的结构方程模型中，笔者采用了打包技术。在现有文献中，对打包技术的应用仍存在很大的争议（如 Little, Cunningham, Shahar, 2002）。但是，鉴于本研究样本量相对较小，研究的变量相对较多的情况下，采用打包技术是非常有必要的。而且，本研究的核心，即痛苦体验和理解交流两因素结构的验证，笔者直接通过单个项目提取潜变量，并不受打包技术的影响，结果较为精确。

4.4 结论

　　本章以中国临床病人为研究对象,对中国抑郁症躯体化这一心理病理现象进行文化解析。研究结果验证了影响中国抑郁躯体化文化文本的两因素结构:痛苦体验和理解交流。这两个因素分别与不同的概念相关联,在中国临床病人的症状表达中起着不同的作用。以往对"中国躯体化"的研究往往多理论论述,少实证支持(Ryder et al.,2008;Cheung,1995),本章的研究丰富了这一领域的实证研究。

　　本章的研究支持了中国抑郁躯体化的整合论观点(Ryder et al.,2012):心理痛苦混杂了躯体、情绪、行为等方面的不适。在中国传统文化的影响下,个体聚焦甚至放大躯体痛苦(痛苦感知维度)。根据文化环境的需要,患者在与他人(医生、朋友)的交流中,强调自己身体方面的不适与痛苦,这一强调同时使得患者更明显地体会到躯体的不适。总体而言,这种强调可以帮助个体更好地适应社会环境,让患者不仅能得到资源及帮助,还能避免社会歧视或伤害(理解交流维度)。这一策略的成功也反过来进一步强化了个体对文化文本两个维度的使用,使这一文化文本成为文化的一部分。

　　对于"中国躯体化"的文化探析暂时告一段落,但仍然存在诸多问题需要进一步探索,例如同样深刻受到儒、释、道思想及传统中医思想影响的韩国个体是否也以同样的方式受到影响从而导致其躯体化呢?为了回答这个问题,作者将在下一章将得到的中国抑郁躯体化机制模型推广至韩国临床被试,以丰富"韩国躯体化"相关文献。

5　韩国抑郁躯体化的机制研究：
以韩国临床病人为研究对象

如前所述，韩国文化与中国文化具有诸多相似之处。在传统思想上，两国个体均受到儒、佛、道家思想的影响；在心理特征上，两国个体均倾向于集体主义，自我只有在与他人、与环境的联系中才具有意义；在思维方式上，两国个体均倡导天人合一的整体观而非身心二元论等等。即便是在抑郁症表现上，两国人群也表现出了相似的躯体化倾向。

现有研究发现（Kim，1977，1992；Park，1971；Seo，1986；Yoo & Skovhot，2001等），类似于中国临床患者，韩国抑郁症个体亦具有强烈的躯体化倾向。对于韩国抑郁躯体化的原因，研究者同样从痛苦体验和理解交流两个维度进行解释。本章的研究目的，就是尝试将前一章得到的中国抑郁躯体化机制模型推广至韩国临床个体。因此，本章同样假设：① 抑郁躯体化文化文本的两因素（痛苦体验和理解交流）模型拟合良好；② 理解交流因素与现代化价值观显著负相关；③ 痛苦体验因素与抑郁症躯体症状水平显著正相关；④ 理解交流因素与外向型思维显著正相关；⑤ 痛苦体验因素与辨别情感障碍和描述情感障碍正相关。

5.1 方法

5.1.1 研究参与者与程序

鉴于前两章分别以大学生和临床病人为研究对象在研究结果上的差异,本章对韩国临床病人进行研究。考虑到样本的代表性,作者分别在城乡两地医院的心理门诊招募研究参与者:一家医院是韩国延世大学附属西富兰斯医院(Yonsei University Severance Hospital),该医院位于韩国首都首尔,方便招募城市病人;另一家医院是延世大学原州医学院附属医院,位于离首尔大约87千米的原州,方便招募农村病人。

本研究采用与前一章研究相同的程序筛选研究对象。由受过培训的心理系研究生作为主试在各医院搜集无精神病(psychosis)、躁狂症(mania)或神经认知缺陷(neurocognitive deficits)病史且年龄在18～65岁之间的门诊病人,告知这些病人不参加研究不会影响其治疗,获得病人的书面同意后,对所有答应参加研究的门诊病人进行结构化访谈,再让其填写一系列问卷。

本研究同样采用《美国精神疾病诊断手册》第四版临床结构访谈病人版,轴一,心境障碍模块(*The Structured Clinical Interview for DSM-Ⅳ*, Axis Ⅰ, Patient Version, modules for mood disorders;First, et al. ,1997)。出于将"中国躯体化"机制模型推广至韩国个体的目的,对访谈问卷也做出同样的修改,包括采用0～3计分,增加神经衰弱症的模块。

依据结构化访谈的结果,本研究挑选至少具有一项重症抑郁症或神经衰弱症核心症状的病人,即挑选在抑郁心境、兴趣减退及脑力体力易疲劳三项中的一项上得分为2或3的病人为研究参与者。在此基础上,排除自陈问卷上缺失数据过多的参与者。

最终的病人样本包括65位男性、144位女性,年龄在19～65岁($M=34$岁,$SD=12.79$)。在这209名被试中,97名被试募自首尔市的医院(46.4%),112名被试募自原州的医院(53.6%)。大部分被试(65.6%)出生于城市,但只有小部分被试(34.4%)现居于城市。其人口学数据反映出与中国完全不同的风貌。从受教育程度上看,7 人(3.3％)没读完小学,50 人(23.9％)仅完成小学教育,83 人(39.7％)完成中学教育,11 人(5.3％)完成了一定形式的职业培训,52 人(24.9％)达到大学学士水平,6 人(2.9％)达到博士水平。

5.1.2　测量工具

研究对象选定后,被要求填写与上一章相同的问卷。所有问卷均采用韩文。除《中国健康问卷》,其余自陈问卷及结构化访谈问卷均有英语版。因此,先请一位华裔心理学家将《中国健康问卷》翻译为英文版。由另一位没接触过问卷的双语心理学博士生对翻译稿进行复审,不一致之处由翻译者、复审者和研究者一起探讨以达成一致。之后,再请一位没接触过问卷的韩英翻译将所有英文版问卷翻译为韩文。韩文翻译稿由另一位双语翻译复审。不一致之处同样由翻译者、复审者和研究者一起探讨以达成一致。

《中国人个性测量表躯体化分量表》(CPAI-S;Cheung et al.,1996)　由 15 个项目组成,测量个体在抑郁时与躯体症状相关的态度、信念、躯体反应。被试根据自己的情况,对项目进行是/否两点评分。该量表在韩国被试中有着良好的信效度(Cheung et al.,未出版的问卷说明手册;Chon & Cho,2004)。

《中国人个性测量表现代化分量表》(MOD;Cheung et al.,1996)　由 15 个项目组成,测量个体在家庭关系、物质欲、社会等级、贞操观等方面的现代化/传统价值观及信念。项目同样为是/否两点计分。反向计分后,分数越高,现代化信念越强,越倾向于抛弃传统价值观,反之,则代表了被试较强的传统价值观(Cheung,Kwong,Zhang,2003)。该量表在韩国被试中有着良好的信效度(Cheung et al.,未出版的问卷说明手册;Chon & Cho,2004)。

《多伦多述情障碍量表》(TAS-20;Bagby,Taylor,Parker,1994)　由 20 个项目组成,用于测量个体无法清楚体验或表述情绪状态的倾向。本量表由辨别情感障碍(DIF)、描述情感障碍(DDF)和外向型思维(EOT)三个分量表组成。该问卷被翻译为 18 种语言,在 19 个国家施测,信效度良好(Taylor,Bagby,Parker,2003)。其在韩国人群中亦获得良好的信效度(Lee,Rim Lee,1996;Chung,et al,2003)。该问卷为 5 点计分,从"非常不同意"到"非常同意"。得分越低,个体越能意识到自己的心理状态。

《抑郁症状量表》(Ryder et al.,2008)　由 28 个项目组成,测量个体抑郁时的心理和躯体症状。该量表由 Ryder 等(2008)从《流行病学研究中心抑郁自评量表》《一般健康问卷》和《中国健康问卷》三份抑郁症症状量表中抽取相关项目,经过因素分析而得。本量表包括两个分量表。躯体症状分量表包括 11 个项目。《心理症状分量表》包括 17 个项目,每个项目为 4 点计分。尽管该量表在韩国未曾经过信效度检验,但由于本研究采用的是结构方程建模技术,利用潜变量而非量表总分进行分析,因而可忽略其影响。

5.1.3 数据分析方法

数据分析方法与上一章一样。利用 M-plus 软件,第一步对 CPAI-S 进行验证性因素分析,比较两因素模型与单因素嵌套模型。CPAI-S 两因素对应的项目见表 3-1;第二步为结构方程模型。共有两个模型:躯体化机制模型建构现代化价值观、痛苦体验及理解交流两个因素与抑郁症躯体症状之间的关系;述情障碍模型分析外向型思维、痛苦体验及理解交流两个因素及辨别/描述情感障碍合并变量之间的关系。

5.2 结果

5.2.1 数据整理

以 90—10 法(Tabachnick & Fidell,1996)对 CPAI-S 的二分数据进行检验,没有发现极端值。以+/−3.3 标准差法(Tabachnick & Fidell,1996)对结构方程模型的连续数据进行检验,发现少数极端值。对于极端值,将其 Z 分调为+/−3.3,再转化为原始分数。

5.2.2 描述性统计结果

各变量的平均数、标准差及变量的两两相关见表 5-1。本章研究中,辨别情感障碍与描述情感障碍的相关为 0.55,$p < 0.01$,外向型思维与二者的相关分别为 0.04,0.07,$p > 0.05$。结果显示辨别情感障碍与描述情感障碍之间的相关显著高于二者与外向型思维的相关。因此,本研究同样合并辨别、描述情感障碍为一个变量,即"辨别/描述"。

表 5 - 1　描述统计(M,SD)与相关

	平均数	标准差	相关					
			1	2	3	4	5	6
1. 外向型思维	21.31	3.77						
2. 辨别/描述	35.06	9.36	0.06					
3. 躯体症状	14.16	6.57	0.01	0.47**				
4. 心理症状	23.27	11.74	−0.06	0.54**	0.65**			
5. 现代化	9.51	2.51	−0.17*	0.10	−0.04	0.08		
6. 痛苦体验	4.28	1.96	0.04	0.41**	0.50**	0.37**	−0.07	
7. 理解交流	2.76	1.34	0.16*	0.09	0.03	0.01	−0.20**	0.19**

　　与中国临床病人相比,两个样本在外向型思维、辨别/描述、躯体症状、心理症状、现代化上得分无显著差异,而在痛苦体验$[t_{(426)}=2.30,p<0.05]$、理解交流$[t_{(478)}=-2.30,p<0.05]$上差异显著,中国临床样本在痛苦体验上得分更高,韩国临床样本在理解交流上得分更高。

5.2.3　韩国抑郁躯体化文化文本的因素结构

　　两因素模型的拟合度较好:$\chi^2=63.50,df=41,p=0.01;CFI=0.90;TLI=0.90;RMSEA=0.05$。如图 5 - 1 所示,痛苦体验变量显著地预测了对应的观测

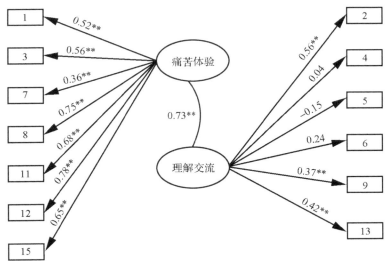

图 5 - 1　韩国临床样本两因素 CFA 模型

变量,标准载荷从 0.36 到 0.78,$ps<0.01$;但有三个观测变量不能为交流潜变量所预测,标准载荷从 -0.15 到 0.24,$ps>0.05$,其余三个观测变量在 0.01 水平上为理解交流潜变量所预测,标准载荷从 0.37 到 0.56。两个潜变量显著相关,高达 0.73。

单因素嵌套模型亦有着良好的拟合度:$\chi^2=63.44$,$df=41$,$p=0.01$;CFI$=$ 0.90;TLI$=0.90$;RMSEA$=0.05$。如图 5-2 所示,同样的三个观测变量不能为躯体化倾向因素所预测,标准载荷从 -0.17 到 0.20,$ps>0.05$;其余观测变量在潜变量上的标准载荷从 0.24 到 0.77,$ps<0.01$ 或 0.05。采用 DIFFTEST 对两个模型的卡方进行比较发现,两模型的拟合度差异不显著:d$\chi^2=1.05$,$df=1$,$p=$ 0.31。

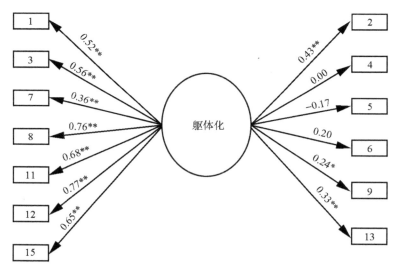

图 5-2　韩国临床样本单因素嵌套 CFA 模型

5.2.4　韩国抑郁躯体化的机制模型

尽管两因素模型的拟合度并不明显优于单因素模型,但从理论角度出发,仍以两因素模型为基础建构结构方程模型。"韩国躯体化"机制模型,即探讨痛苦体验、理解交流两个因素与现代化价值观、抑郁症躯体症状之间关系的模型,有着良好的拟合度:$\chi^2=164.04$,$df=83$,$p=0.00$;$\chi^2/df=1.98$;CFI$=0.93$;TLI$=0.91$;RMSEA$=0.07$,90% CI 从 0.05 到 0.08;SRMR$=0.10$。如图 5-3 所示,痛苦体验和理解交流两个因素分别与不同的变量相关联。现代化价值观对理解交流因素的影响显著,标准路径系数为-0.38,$p<0.01$;而对痛苦体验因素影响不显著,标准路径系数为-0.12,$p>0.05$。在控制了抑郁症心理症状对抑郁症躯体症状的影响后,痛苦体验因素对躯体症状的影响显著,标准路径系数为0.44,$p<0.01$;而理解交流因素对躯体症状的影响不显著,标准路径系数为-0.05,$p>0.05$。

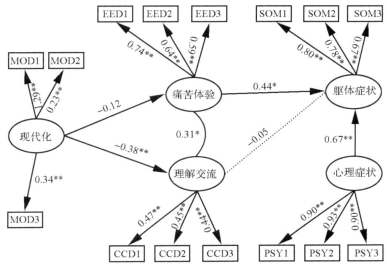

图5-3　韩国临床样本抑郁躯体化 SEM 模型

5.2.5　韩国述情障碍文化模型

第二个结构方程模型,即探讨痛苦体验、理解交流两个因素与外向型思维、辨别/描述情感障碍之间关系的模型有着良好的拟合度:$\chi^2=77.79$,$df=48$,$p=0.00$;$\chi^2/df=1.62$;$CFI=0.93$;$TLI=0.91$;$RMSEA=0.05$,90% CI 从 0.03 到 0.08;$SRMR=0.05$。如图5-4所示,一项观测变量不能为 EOT 潜变量所预测。痛苦体验因素仅对辨别/描述情感障碍影响显著,标准路径系数为0.57,$p<0.01$;对外向型思维影响不显著,标准路径系数为-0.00,$p>0.05$;而理解交流因素对辨别/描述情感障碍与外向型思维的影响均不显著,标准路径系数分别为 0.34,-0.07,$ps>0.05$。

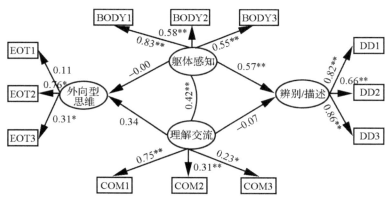

图 5 - 4　韩国临床样本文化文本——述情障碍 SEM 模型

5.3　讨论

　　现有文献验证了韩国抑郁症被试的躯体化倾向(如,Kim,1977,1992;Park,1971;Seo,1968;Yoo & Skovhot,2001),并且研究者同样从体验论和理解交流论两个角度对"韩国躯体化"进行文化解析。基于此,本研究试图将上一章得到的中国抑郁躯体化机制模型推广至韩国临床被试。鉴于大学生可能不具备心理疾病体验的考虑,本章直接对韩国临床个体进行研究,研究结果与前一章对比,韩国模型既存在与中国模型相似之处,也存在细微差异。

　　相似之处在于,现代化价值观→文化文本→躯体症状表达倾向这一机制得到了韩国数据的支持。痛苦体验与理解交流两个因素同样与不同的变量相关:理解交流因素与现代化价值观相关,而痛苦体验因素则与躯体症状水平相关。与研究假设一致。这是本章研究最重要的发现,证明抑郁躯体化机制模型成功地由中国拓展至另一个东亚国家。此外,述情障碍的文化模型在韩国临床个体中亦得到了部分支持:痛苦体验因素直接影响了辨别/描述情感障碍,而与外向型思维无关。

　　当然,中韩各模型亦存在细微的差异。在本章研究中,痛苦体验和理解交流的两因素模型在与单因素嵌套模型比较的过程中,并没有显示出其优越性。但抑郁躯体化倾向的机制模型很好地补充了这一不足。这一模型仍然体现了划分痛苦体验和理解交流两个因素的解释效用。此外,在本章的"韩国躯体化"机制模型中,现代化价值观仅显著影响了理解交流因素,而未影响痛苦体验。从前述理论上看,这一结果似乎比中国模型的结果更明显地反映了理论设想。在韩国述情障碍的文化模型中,理解交流因素对外向型思维的影响不显著,这一结果未支持研究假设。

尽管上述差异不影响整体结论,但仍需要对这些差异进行解释。从观测变量与潜变量的关系上看,如图 5－1、图 5－2 所示,三项观测变量不能为潜变量所预测;如图 5－4 所示,一项观测变量包(EOT1)也不能为潜变量所预测。而在对中国临床病人的研究中,所有观测变量均能为潜变量所预测。因此,上述不一致可能是由测量工具导致的。这提示在将来的研究中,需要采用更有效的测量工具。至于《中国人个性测量表》躯体化分量表中的三个项目不能为潜变量所预测的原因,暂时无法明确是翻译还是别的因素所致。这三个项目被归为理解交流因素,从内容上分析,符合以往研究对于韩国个体对心理治疗的态度及其求助行为的描述(Kim,1999;Yoo,2001)。

当然,本章研究结果与前一章对中国临床病人研究结果的不一致也可能反映了两个文化的细微差异。韩国临床样本在理解交流因素上的得分比中国临床样本高,提示韩国群体对于传统交流方式的强调。在理解交流因素与外向型思维的联系方面,研究显示,对于中国个体,外向型思维意味着关注的重心在日常生活中的各种具体事务细节,而非内心的情绪(Dere et al.,2012;Dere et al.,2013)。理解交流因素与外向型思维的联系反映了中国个体在中国传统文化的影响下,倾向于回避情感;而按照 Pang(1998)的论述,韩国个体将情绪外显化。虽然不像西方人那样直接通过口语表达情绪,但韩国人通过感官的、视觉的、味觉的、触觉的、听觉的及躯体化的隐喻鲜活地将感情呈现给他人,让别人理解自己的心理感受。因此,韩国人可能是通过间接方式表达情感,而非如中国人那样忽略内心情感。

尽管借鉴了以往研究的经验,本章研究仍存在一些局限。例如,选用的量表未能反映韩国抑郁相关文化症候群——火病的特点。一些项目未能为潜变量所预测。但是,本研究选用了临床抑郁症患者为被试,且范围上既涵盖了城市人口又囊括了农村人口,确保了样本的代表性,有助于研究结果的推广。

5.4　结论

　　本研究是为数不多的以实证方法探讨韩国抑郁躯体化原因的研究之一。研究结果确定了现代化价值观、痛苦体验与理解交流两个因素与躯体化症状表达之间的关系,将在中国抑郁躯体化机制模型推广至韩国临床人群,有助于对韩国抑郁躯体化现象的理解。

6　躯体化:中韩抑郁症状表达的文化文本

本书从文化心理病理学的经典课题"中国躯体化"入手,围绕"中国人总是躯体化心理问题吗""'中国躯体化'的机制是怎样的"以及"'中国躯体化'机制模型是否可以拓展至其他文化群体(如韩国人群)"三个主要问题展开了系列跨文化研究。本章主要就第二至第五章的研究结果进行讨论。然后对本研究的贡献、对将来研究及临床实践的启示进行小结。

6.1　中国人总是躯体化心理问题吗

自 20 世纪 80 年代以来,多个文化和跨文化研究(如,Kleinman,1982;Tsoi,1985;Parker et al.,2001;Ryder et al.,2008)证明了相对欧裔西方人,中国临床病人倾向于以躯体化的方式表达躯体症状,"中国躯体化"这一概念由此产生。然而有趣的是,研究者在解释这一文化心理病理现象时,却并不局限于抑郁症,而是从更广义的角度论述中国人以躯体化的方式表达"心理社会问题"的原因。那么,"中国躯体化"究竟是中国人抑郁症独特的(depression-specific)的症状表达特征,还是存在于大多数心理障碍中?

本研究选取同时具有抑郁和焦虑核心特征的中国汉族和欧裔加拿大临床病人为被试进行研究。由于没有关于在焦虑躯体倾向上的东西方比较研究,很难做出具体的假设。因此,本研究考虑两个对立的假设:一种可能是中国人相比欧裔西方人在抑郁和焦虑症状上具有相似的躯体化倾向;另一种则相反。研究结果支持了后者(中国人与欧裔加拿大人在焦虑症状上的躯体化程度没有差异)。从症状的访谈结果上看,中国临床样本比欧裔加拿大临床样本报告了更高水平的忧虑和强迫性思维,而相比中国样本,欧裔加拿大临床样本则报告了更高水平的惊恐发作和社交焦虑。从概念上说,忧虑和强迫性思维属于认知症状,而惊恐发作则由大量躯体症状组成。从自陈量表得分上看,中国样本在抑郁症状的躯体化倾向上得分高于加拿大样本,这一点与前人研究一致。然而在焦虑症状的躯体化倾向上,加拿大样本得分反而高于中国样本。尽管这些研究发现还有待后续研究的进一步支持,但总体上它们说明了一点:不能将"中国躯体化"当作中国人表达心理问题的普遍规律。

焦虑症和抑郁症的症状表达方式截然不同,其潜在的原因是什么呢? 本研究推测,因为抑郁症状和焦虑症状蕴含的文化/社会意义不一样。焦虑障碍的心理症状可传达中国文化所提倡的社会责任,如担忧他人等,因而能得到社会的接受。而抑郁障碍的心理症状却难以反映出中国文化鼓励的特征,结合研究者们的其他解释,如抑郁患者体验到了强烈的躯体不适,对躯体症状的强调可帮助患者免于社会污名等,本章研究认为"中国躯体化"是中国人抑郁症状的文化文本。据此,后续研究均围绕"抑郁症的躯体化表达"这一主题展开。

6.2　中国抑郁躯体化的机制

按照上一研究的逻辑,本研究对抑郁相关的躯体化机制进行探讨。现有文献对中国抑郁躯体化的理解形成了对立的两派观点(Ryder & Chentsova-Dutton,2012)。体验派认为中国人相比欧裔西方人更为强烈地体验到了躯体方面的不适,因而强调躯体症状;而理解交流派认为躯体化本质来说是一种适应文化环境的"交流方式"。因为患者必须以一种被文化环境许可的"方式"来表达自己的痛苦体验,而间接的躯体化表达正好符合患者的需要,既能帮助患者获取相应的医疗资源和社会支持,又能使患者免受歧视。相较于不同文化对痛苦表达"策略"接受度上的差异,不同文化下个体的痛苦体验相对而言并没有什么不同。

也有一些学者持更为整合的观点,如 Kleinman 等(1995)认为文化环境不仅影响个体关于心理问题的交流策略,还直接塑造个体的内部体验。传统中医理论也提倡身心一元论、天人合一整体观,外部环境与个体内部身心是一个整体,相互联系(吕小康,汪新建,2012)。在此基础上,Ryder等研究者(2012)引出文化文本的概念:经年累月,人们对症状或症候群会形成一定的理解和认识,这些理解和认识带有社会意义,并引导个体做出特定社会行为。在特定文化环境下,一些症状尤其能引发社会支持,帮助个体迅速获得医疗资源与帮助,而另一些症状则可能带来一系列不良后果,如给自己和家人带来污名,或被社会视为"有害"。这些社会后果并非简单地给予个体一系列行为选择,而是深刻地引导了个体对特定体验的关注,以及之后对相关体验的强调。不同的社会文化环境"鼓励"不同的症状。

据此,本研究提出了中国抑郁躯体化表达的结构模型:文化价值观→躯体化文化文本(包括痛苦体验和理解交流维度,前一维度对应体验论相关内容,后一维度对应理解交流论相关内容)→抑郁躯体症状报告。本研究认为,传统中国价值观中包含这样一种观点:相比抑郁的心理症状,如沮丧、对未来绝望等,躯体症状带来的"麻烦"要小得多。这一理解导致了一种交流策略(躯体化文化文本的理解交流维度):不鼓励公开向家人以外的"外人"承认自己的心理痛苦。在遭受严重心理痛苦时,个体会体验并直接报告躯体上的不适,即心理压力——躯体反应(躯体化文化文本的痛苦体验维度)。该反应尤其会导致高水平的躯体症状报告倾向。

该结构模型的重点是躯体化文化文本的两因素结构。根据前段论述,痛苦体验和理解交流是相互关联但不冗余的两个因素,其不冗余性体现在两个因素分别与不同的变量相关联。理解交流因素直接受到文化价值观的影响,而痛苦体验直接导致躯体症状的报告。尽管结构方程模型一定程度上能反映因果联系,但其本质仍是变量间的相关。因此本研究提出了如下假设:测量抑郁躯体化文化文本的量表可以分为两个相关但不冗余的因素——痛苦体验和理解交流。其中,理解交流与文化价值观相关,而理解交流和抑郁躯体症状相关。

本研究分别以中国大学生和中国临床病人为研究对象,验证了以上假设。且在中国临床样本中,上述模型的拟合度更优。毕竟,抑郁躯体化主要是一种心理病理现象。本研究的研究结果也进一步支持了Ryder等研究者(2012)提出的整合观点:面对心理社会压力,中国抑郁个体实际上感受到了躯体、情绪、行为等一系列的不适,但各种不适混杂,形成了一种混乱的状态,个体需要厘清自己到底有哪些"不舒服",尤其是在需要向人表达和解释自己的痛苦时。在中国传统文化的影响下,个体明显体验到了躯体痛苦(痛苦感知维度),并在与他人(医生、朋友)的交流中,强调自己身体方面的不适与痛苦,当然,这一强调同时使得患者更强烈地体会到躯体的不适(两个维度的相关)。对躯体症状的强调可以帮助个体更好地适应社会环境,让患者不仅得到资源及帮助,还能避免社会歧视或伤害(理解交流维度)。由此,患者会更多地报告自己的躯体症状。

此外,现有研究(Ryder et al.,2008;Dere et al,2013)发现:述情障碍,尤其是其外向型思维成分,是中西文化群体与躯体症状倾向之间的中介变量。外向型思维成分从概念上不同于述情障碍的病理成分(辨别情感障碍与描述情感障碍),意指个体将注意力放在日常生活的具体事务,而非内部情绪体验的倾向。对相关概念进行仔细分析可以看出,抒情障碍的病理成分和外向型思维成分与中国抑郁躯体化文化文本的两个维度在一定程度上形成了对应关系:病理成分(辨别与描述情感障碍)强调个体对自身情绪认识上的"不能"和缺陷,误将消极情绪唤醒当作躯体症状,对应痛苦体验维度;外向型思维则对应理解交流维度,均受到文化价值观的影响(Dere et al.,2012;Dere et al.,2013)。

中国抑郁躯体化文化文本如果能帮助区分外向型思维这一文化成分并辨别和描述情感障碍这两个病理性成分,则有助于串联从不同角度对中国抑郁躯体化的研究,有助于对中国人抑郁躯体化表达的更深入认识。对中国临床样本的研究支持了研究假设:述情障碍的病理成分(辨别与描述情感障碍)与痛苦体验因素相关,而外向型思维则是和理解交流因素相关。根据这一研究结果,可以推测文化影响抑郁躯体化表达的心理途径:文化价值观影响个体的注意偏向,进而影响个体的症状表达。

6.3 中国抑郁躯体化模型在韩国临床人群中的拓展

抑郁的躯体化现象并非中国独有,而是存在于世界多个文化环境中(Isaac,Janca,Orley,1996),但也的确存在文化差异(Simon,1999)。尽管关于文化与抑郁躯体化的文献多聚焦中国人,近年来,一部分研究者开始关注韩国等其他东亚文化群体。研究发现(Kim,1977,1992;Park,1971;Seo,1986;Yoo & Skovhot;2001等),类似于中国人,韩国抑郁个体亦具有强烈的躯体化倾向。此外,韩国同样存在类似于抑郁症的文化症候群——火病,而躯体症状是火病的重要组成部分(Lin et al.,1992)。鉴于抑郁和火病症状的相似性和重叠性,一些韩国人将抑郁症等同于火病,在同一意义上使用这两个术语(Pang,1998)。

类似于对中国抑郁躯体化的解释,研究者们同样地从传统医学、文化价值观以及韩国人的求助行为解释韩国人群的抑郁躯体化倾向。因此可以认为,韩国抑郁躯体化文化文本同样包含痛苦体验和理解交流两个维度。具体来说,痛苦体验维度方面,韩国传统医学与传统中医一样强调身心一元论。例如,消极情绪或抑郁被认为与肝和肾阴阳、五行不调相关(Kim & Rhi,1976)。极端的情绪压力也会让人感到自己的身体处于危险状态,韩国人经常会表达为"我的血会流干"(Pang,1998)。

理解交流维度方面,韩国是一个相对严格的等级的社会,处于从属地位的社会成员必须压抑自己的情绪(尤其是消极情绪),以维持整个社会或家庭的和谐(Kim,1973)。相对于直接的情感表露,躯体化则是一种更好的消极情绪表达方式(Pang,1998)。此外,对于韩国人而言,在求助时,讨论躯体症状比讨论心理症状更"合适"。研究发现,韩国人对于心理治疗或咨询的态度比美国人消极(Yoo,2001;Park et al.,2013)。事实上,患有心理问题的韩国人倾向求助于治疗躯体疾病的医疗机构、传统医学、健康食品、药店等(Kim,1999)。

通过对现有文献的分析和梳理,本研究认为,可以尝试将在中国人群中得到验证的抑郁躯体化表达的机制模型推广至韩国临床人群,以丰富对韩国抑郁躯体化的理解。总体而言,结果显示,文化价值观→躯体化文化文本(包括痛苦体验和理解交流维度)→抑郁躯体症状报告的结构模型在韩国临床人群中拟合较好。理解交流和痛苦体验两个因素分别与现代化价值观、躯体症状相关,支持了研究假设。抑郁躯体化模型在韩国的验证让我们对该模型在更多文化环境中的适用性有了更多信心。总体而言,这些研究说明可以将抑郁躯体化理解为一种文化效应:文化价值观最终影响到特定临床结果。

6.4 本研究的贡献、对将来研究及临床实践的启示

6.4.1 贡献

对中国抑郁躯体化课题的贡献 尽管"中国躯体化"已是文化心理病理学领域的经典课题,得到了诸多研究者的重视,但仍然存在一些有待进一步澄清的问题:"中国躯体化"究竟是抑郁症的特殊表达方式,还是中国人心理问题表达的一般性规律?"中国躯体化"的机制究竟是什么? 基于实证数据,本研究对这些问题进行了回答。对于第一个问题,本研究发现"中国躯体化"主要针对抑郁症状,据此认为躯体化是中国人抑郁症状表达的文化文本。对于第二个问题,本研究提出了文化价值观→文化文本→躯体症状报告的结构模型来澄清中国人抑郁躯体化表达的机制。研究发现,抑郁躯体化的中国文化文本包含痛苦体验和理解交流两个因素,整合了原本对立的体验论和理解交流论的观点。同时,机制模型还直接证明了文化是如何影响特定临床结果的。这些结果丰富了对中国抑郁躯体化的理解。

对韩国抑郁躯体化课题的贡献 相对于"中国躯体化"的系统研究,现有关于"韩国躯体化"机制的研究相对薄弱,主要是根据传统医学思想、儒家思想等做了一些简单论述。相关实证研究更是匮乏。本研究在分析现有韩国抑郁躯体化相关文献后,将经过验证的中国抑郁躯体化机制模型拓展至韩国临床个体,文化价值观→文化文本→躯体症状报告的模型拟合度良好。无论是从理论上还是从实证研究上,均丰富了对韩国抑郁躯体化的认识。

对文化心理病理学的贡献 经过多年的发展,文化心理病理学这一交叉领域已经取得了很多成果,研究者们充分认识到了文化之于心理病理的重要性,认识到不同文化群体在对心理疾病的理解、症状表达、面对心理社会问题的反应等多方面均存在差异。然而,却少有实证研究探索差异形成的原因或者机制是什么。本研究基于 Ryder 等研究者(Ryder et al.,2011;Ryder et al.,2012)关于文化如何影响个体体验及症状报告的论述,提出并检验了文化价值观→文化文本→躯体症状报告的结构模型。为类似其他文化心理病理现象的分析与研究提供借鉴。

此外,为避免类别谬误(Kleinman,1988),即将某一文化环境中的概念生硬地

照搬至其他文化环境,本研究是在对韩国抑郁躯体化相关文献进行仔细考证后,尝试将在中国人群中得到验证的抑郁躯体化机制模型推广至韩国人群,而非简单地"认定"中国抑郁躯体化机制模型一定适用于与中国文化相似的其他东亚文化环境。而模型在韩国人群中的验证也支持了本研究所提出的抑郁躯体化模型在更大范围内的适用性。

6.4.2　对未来研究的启示

本研究在试图弥合以往研究间的空隙,填补以往研究中存在的空白的同时,也产生或遗漏了许多问题。对这些问题有待以后进一步的研究。

第一,研究对象方面,尽管本研究已经在采样方面做出很大努力,如第四章和第五章注意同时招募来自城市和农村的抑郁症患者,但是,病人样本均来自医院精神科,意味着研究对象较为明确地意识到自己患有心理疾病并愿意求助于精神科医生,而否认自己患有心理疾病以及求助于其他方式(如传统中医)的患者没能进入研究者的视线。这在一定程度上限制了研究结果的推广。从样本量和样本代表性来说,尽管本研究的样本量已经超过统计所需的最低要求,但仍然有限。且第二章、第四章与第五章均以一个省/市的研究参与者作为所在国家的代表,其代表性有限。将来有必要在更大、更多样化的样本中进一步验证相关模型。

第二,人口学变量方面,本研究没有涉及可能影响抑郁躯体化表达的地理、社会及性别因素。如,炎热气候下的个体可能躯体化程度更高(Ryder,2004)。同样地,随着中国社会的开放,中国人思想观念的现代化,现在的中国人可能比多年前的中国人躯体化程度低(Ryder et al.,2012)。或者,如 Parker 等研究者(2001)所设想的,"中国躯体化"程度高与国民总体健康状况偏低有关。在心理痛苦的同时,一些身体疾病也会增加个体躯体不适的体验。虽然至今对于躯体化的性别差异还没有一个统一的研究结果,但在将来的研究中,有必要考虑到性别因素的影响。将地理、社会及性别因素引入躯体化原因的研究中也可能会带来一些有趣的研究发现。

第三,研究方法方面,本研究主要利用量表对抑郁躯体化机制进行研究。虽然研究假设具有因果性质,但研究结果本质上体现的是一种相关性。在将来的研究中,有必要利用实验方法进一步进行探索。此外,对于躯体化文化文本的测量,本研究采用的是现成量表,无法完全体现文化文本的内容。并且,有些项目不能为潜变量所预测。对于文化文本,可以通过多种方法进行探索:访谈、实验、生理指标读取及新近出现的情境取样(situation sampling,即通过现场行为观察对处于复杂情境下的个体或文化产品进行研究)等。

最后,对于中国焦虑"心理化",或欧裔焦虑"躯体化"等问题还需要进行更多更深入的探索。一方面,本研究关于中国焦虑心理化的结论需要更多的数据支持;另一方面,由于本研究将研究中心集中在抑郁躯体化表达这一主题上,未对中国人和欧裔西方人焦虑症的文化文本进行更多探索,本文假设预防性倾向可能是中国人焦虑症状表达的重要影响因素,但还需要实证数据的支持。除了预防性倾向这一概念,后续研究还可以从其他概念和角度切入。

6.4.3 对临床实践的启示

对于文化心理病理学的研究最终是为了更好地服务于不同文化下的心理患者。必须强调的是,这里的"文化"并不简单地指文化群体,如中国人、美国人,而是个体和身处的文化环境相互建构下的一种综合状态。

在临床诊断上,受到中、韩传统价值观影响越深的抑郁个体,受躯体化文化文本影响的程度越高,在抑郁时,就越倾向于强调躯体症状。相对地,即使身为中国人或者韩国人,但由于对现代化价值观的接受程度高,其抑郁症状表现可能与欧裔西方人相似,即更多地强调心理症状。近年来中国关于抑郁症诊断率升高的流行病学研究亦证明了这一点(Ryder et al.,2012)。因此,临床实践者应考虑到来访者的传统/现代化文化价值观,正确认识其症状表达,而非简单局限于"中/韩国人在抑郁表达上躯体化倾向严重"的论述。

通过对来访者文化价值观以及受到躯体化文化文本影响程度的评估,心理治疗师可以更深入地理解患者,从而选用恰当的方式与来访者进行交流。对于固着于躯体症状的来访者,在解释和治疗其心理障碍的同时,应认真对待其躯体症状,制定令来访者满意的治疗计划,使得来访者对治疗计划更加地配合。总体而言,针对性地在文化价值观、文化文本及躯体化表达三个环节上理解来访者,选用合适的交流与治疗方式,有助于提高治疗效果。

7 重述"中国躯体化"

自现代精神病学诞生之时起,学者和临床工作者就开始关注文化对个体心理病理的影响(Kirmayer,2007)。从早期文献对于"文化症候群"(culture-bound syndromes)的关注,到以跨国流行病学研究和临床研究为主要特色的"比较精神病学"(comparative psychiatry),再到受人类学理论和研究方法影响的"新跨文化精神病学"(new cross-cultural psychiatry),研究者与临床工作者已积累了大量文化心理病理学知识,认识到不同文化群体面对不同心理问题时在症状表达方式、对心理疾病的理解,以及对心理不适的反应方面均存在差异(Kirmayer & Ryder,2016),为对不同文化下个体进行准确诊断和制定恰当的治疗方案提供了依据。在心理病理的文化差异研究中,"中国躯体化"(Chinese somatization)现象——中国人倾向于以躯体化的方式表达心理-社会问题(psychosocial difficulties)——已经广为人知,并成为文化心理病理学的一个重要发现。在现有文献中,这一发现多与抑郁症和焦虑症相联系。因此,本章的目的是:① 从躯体与心理症状角度,围绕"中国躯体化"现象及其解释,对中国文化下抑郁和焦虑表达方式的相关研究进行综述;② 从一个综合的框架整合和理解中国人抑郁和焦虑症状的表达方式;③ 对中国人抑郁和焦虑症状表现的未来研究进行展望。

7.1 "中国躯体化"现象的研究进展

在正式对"中国躯体化"研究进行综述前,我们有必要对抑郁症、焦虑症和躯体化三者的定义与关系进行探讨。根据现代诊断标准,如《美国精神疾病诊断标准》

(DSM-5),抑郁症的核心症状为抑郁心境和兴趣/快感缺乏这两大心理症状,但除此以外,还包括睡眠、食欲、意志活动改变以及疲乏无力等一系列躯体症状(APA,2013)。与抑郁症类似,焦虑症也包括了一系列心理与躯体症状。心理症状包括焦虑、恐惧、担忧等,躯体症状包括紧张、出汗、发抖等(APA,2013)。可以看到,躯体症状是抑郁症和焦虑症的重要组成部分,因此,我们对于躯体化关注的是对躯体症状的强调程度。正如 Kirmayer 和 Robbins(1991)对"表现型躯体化"的定义:在遭遇心理或情绪问题时,个体更多地通过躯体症状来表达。与躯体化这一概念相对应的是心理化,即在遭遇心理社会问题时,更多地强调心理症状。

当躯体化与文化或文化群体相关联时,意味着特定文化群体更加偏向或强调躯体症状,这种偏向与强调与特定文化关于躯体和心理的概念以及诊断标准有关,也和文化群体成员的内部体验和交流方式相关。值得注意的是,随着中国社会文化的发展,研究方法和技术的日趋成熟与多元化,研究者对"中国躯体化"现象及其内涵的认识不断深入,对文化与心理病理现象关系的了解也日趋细致。通过对已有研究发现的梳理,我们把针对"中国躯体化"现象的研究分为两大阶段:"中国躯体化"阶段与"中国人总是躯体化吗?"阶段。

7.1.1 "中国躯体化"

对"中国躯体化"现象的研究可追溯至 20 世纪八九十年代对于西方定义的抑郁症的国际流行病学研究结果:中国抑郁症患病率远低于其他国家和地区(Kleinman,1982;Murray & Lopez,1996;Weissman et al. ,1996;张维熙,沈渔,李淑然,等,1998)。在大家好奇为何中国人能对抑郁症"免疫"之时,一些研究者开始从症状表现入手来探索其原因。在同一时期的中国,最流行的精神诊断是神经衰弱(Cheung,1991)。该诊断包含的症状与抑郁症相关症状略有重合,但其核心症状为体力脑力疲劳、睡眠问题和肌肉疼痛等躯体症状(汪新建,何伶俐,2011)。

"新跨文化精神病学"的代表人物 Kleinman(1982)在长沙采用人类学和精神病学方法对 100 名神经衰弱症患者进行评估,发现 87 名病人可重新诊断为患有特定形式的抑郁症(按照 DSM-3 诊断标准)。然而,与西方抑郁病人的症状不同的是,多数中国病人主诉头痛、失眠、头晕等躯体症状,而对抑郁心境这一重要心理症状则很少提及(仅 9%的病例报告该症状)。自此,"中国躯体化"成为一个重要的文化心理病理学现象。这一现象也得到了同时期其他研究的支持(Tseng,1975;

Tsoi,1985)。Kleinman 认为抑郁症和神经衰弱症都是特定文化下个体对心理社会问题的反应,对症状表达的理解不能脱离个体所在的文化环境。从临床症状表现和社会文化因素的这一关联可以推测,随着社会文化环境的变化,病人的临床症状也可能发生改变。果然,在几年后,Kleinman(1986)报告中国人的情绪表达开始增加。同时,以躯体症状为核心症状的神经衰弱在中国的诊断率也开始下降(Lee,1999)。当然,要在严格意义上证明"躯体化"与中国文化群体的关联,需要将中国人的症状表现与其他文化群体进行比较。

针对文化对照组这一问题,研究者开始采用跨文化比较设计对"中国躯体化"现象进行研究。Parker 研究团队(2001)对华裔马来西亚病人与欧裔澳大利亚病人的抑郁症状表现进行对比,发现两个群体均既报告躯体症状也报告心理症状,但华裔被试较倾向于报告躯体症状,而欧裔被试则更倾向于报告心理症状。其中,60%的华裔被试将躯体症状作为其首要症状,而仅 13%的欧裔被试将躯体症状作为其首要症状。而有趣的是,两个文化群体在心理症状项目得分上的差异比在躯体症状项目得分的差异更大。Ryder 研究团队(2008)在对比欧裔加拿大病人与中国病人的抑郁症状后,也得到了相似的结果。与此同时,流行病学研究显示,在中国人群中,以心理症状为核心症状的抑郁症患病率升高(Dennis,2004;Lee et al.,2007;Phillip et al.,2009;Zhou et al.,2000),中国青少年的抑郁症患病率甚至与北美青少年患病率比肩(Liu et al.,2000;Liu et al.,2005;Yang et al.,2008)。

在这一阶段,对"中国躯体化"现象的研究主要集中于抑郁症。"中国躯体化"指的是相对欧裔临床病人而言,中国抑郁病人更加强调躯体症状。当然,如前所述,"躯体化"并不意味着中国病人完全否认和忽略心理症状,只是相对心理症状,个体对躯体症状更为偏重和强调。

7.1.2　中国人总是躯体化吗

在跨文化研究中,"中国躯体化"研究的一个核心是对"躯体化"概念的测量。上述 Parker 研究团队(2001)与 Ryder 研究团队(2008)研究的一个共同点在于他们通过因素分析的方法,将抑郁症状量表/结构化访谈分解为躯体症状和心理症状两个分量表,分别计算两个分量表的总分进行文化群体间的比较。而 Dere 等研究者(2013)认为,临床症状量表的一个特殊性在于,量表中每个项目都代表了病人的一个独特的体验,从临床角度,不能只看量表的总分,量表中每个单独的项目也同样重要。另外,躯体症状分量表中常常包含的是典型性躯体症状,例如体重减轻、食欲减退、失眠以及疲劳等。但根据精神疾病诊断标准,抑郁症的症状还包括一些非典型性躯体症状,例如睡眠过度、食欲增强等。由于这些症状与典型躯体症状正好相反,不可能同时存在于单个个体的体验中,从概念或统计分析的角度,往往没有与典型躯体症状存在于同一个量表中,从而造成对这些非典型躯体症状的忽略。

那么,"中国躯体化"到底指的是一般性的症状表现趋势(即中国人典型性与非典型躯体症状得分均高于欧裔人),还是由一部分症状所导致(即中国人仅典型性躯体症状得分高于欧裔人)?Dere等研究者(2013)对Ryder等(2008)的访谈数据进行重新分析,采用项目功能差异的方法,在具体症状水平上,对比了中国病人与欧裔加拿大病人的抑郁症状表达,发现虽然在典型躯体症状上,中国人得分较欧裔加拿大人高,但在非典型躯体症状(即睡眠过度、食欲增强、体重增加)上,欧裔加拿大病人得分反而比中国病人更高。相对心理症状的总体得分,中国病人在"情绪抑制"(对原本有情绪反应的事件不再有情绪反应了)和"抑郁心境"这两个心理症状上得分较高。在病人的自发报告中,在报告"抑郁心境"这一症状上,中国病人和欧裔加拿大病人水平相当。因此,"中国躯体化"更多的是针对典型躯体症状,并且这一时期的中国抑郁症病人也报告了一些核心的心理/情绪症状。

之前对"中国躯体化"现象的研究大多集中在抑郁症的症状表现上,那么,这种"躯体化"到底是中国人广义的心理社会问题的临床表达方式还是仅针对抑郁症的特定表现形式?周晓璐等研究者(Zhou et al.,2011)率先开始探索中国人焦虑症的症状表达方式。研究者从Ryder等(2008)的临床病人样本中筛选出至少有一项临床显著的焦虑症核心症状(即惊恐发作、场所恐惧、社交恐惧、焦虑、强迫性思维、强迫性行为、特殊恐惧)的中国和欧裔加拿大病人被试,发现在典型抑郁症症状的报告方面,中国临床病人的确比欧裔加拿大病人更倾向于报告躯体症状,但是,在焦虑症的症状报告方面,欧裔加拿大病人反而比中国临床病人更倾向于报告躯体症状。在焦虑症的核心症状得分方面,中国临床病人在心理症状(包括焦虑、强迫性思维)上得分比欧裔加拿大病人高,而欧裔加拿大病人在惊恐发作和社交恐惧症状上得分比中国临床病人高。总体来说,中国人在焦虑症的症状表现上不再是躯体化,反而出现了心理化倾向。

可以看到,在这一新的研究阶段中,对"中国躯体化"的研究运用了多样化的研究方法,并且研究内容也由抑郁症转向焦虑症,更细致地描绘出文化对不同心理病理现象的影响。尽管 Dere 等(2013)和周晓璐等(Zhou et al.,2011)的研究结果还有待进一步验证,但至此,我们可以看到,"中国躯体化"并非一个泛化的中国人心理问题表达现象。它针对的是抑郁的典型性躯体症状,而非焦虑症的临床症状,因而,我们可以推测,对于不同的消极情绪,中国文化有不同的表达规范。同时,随着社会文化环境的变化(对比本阶段数据采集的社会文化背景与 Kleinman 数据采集的社会文化背景),中国临床病人或许仍会注重躯体症状,但对消极抑郁情绪的表达也越来越开放。这些都值得研究者和临床工作者的关注,以便更好地理解当前中国文化环境下病人的症状,制定出更合适的治疗方案。

7.2 对"中国躯体化"现象的解释

对于抑郁的"中国躯体化"现象的理解,大致形成了两派观点(Ryder & Chentsova-Dutton,2012):一派认为中国文化影响下的个体在症状的体验方面不同于欧裔文化下的个体,中国人更多地体验到躯体症状而非心理症状,简称为体验派;另一派则认为中国文化影响下的个体在理解自身痛苦,以及表达自身痛苦的方式和策略方面不同于欧裔文化下的个体,简称为理解交流派。

早期研究者从症状的体验角度进行了解释。"躯体化"一词源自精神分析流派,意指被压抑、意识水平以下的心理冲突通过躯体症状得以表达(Craig & Boardman,1990)。按照这一观点,躯体化是一种不成熟的心理防御机制。"中国躯体化"的原因是中国人大量使用这一防御机制。此外,早期的语言发展论将语言和心理症状体验结合在一起,从语言表达情绪的角度,对各文化的语言进行了分层,认为相对于欧裔人的语言来说,中文中用于表达情绪的词汇较少(Leff,1980),说明中国人的心理体验较少。无论是防御机制论还是语言发展论,均是建立在西方身心二元论的基础之上,并认为心理体验比躯体体验更高级、成熟,或者真实,因而更应当清楚而直接地表达出心理体验。而中国文化的身心同一论则被忽略,或者被置于较低的地位(Cheung,1995)。

另一些研究者从人们对症状的理解和交流角度对"中国躯体化"现象进行解释。个体对症状的理解和交流策略具有特定社会意义。在中国的健康医疗体系中,例如在内科,为了得到快速有效的治疗,抑郁症病人会更倾向于强调躯体症状

(Yen,Robins,Lin,2000)。在中国社会环境中,心理疾病不仅是患者本身的问题,还反映了患者家庭的问题:身体上,心理疾病是家族遗传的结果;心理上,心理疾病是家人没有教养好患者的结果;道德上,心理疾病被认为是一种报应(Shon & Ja,1982)。更有甚者,污名会导致恶性循环:污名使疾病进一步恶化,而更为严重的疾病进一步增加污名……这种环境下,躯体化为病人减轻了污名带来的社会压力(Kleinman,1982;Yang & Kleinman,2008)。此外,病人还可能根据交流的对象选择报告不同的症状。在医疗环境下,面对医护人员,病人会倾向于强调躯体症状;而在与朋友交流时,病人对症状的描述则会既包括躯体症状,又包括心理症状(Cheung,1995)。

一些本土心理学家(朱艳丽,汪新建,2011;康晶,2015)从中国传统文化下人际互动的角度对个体情感表达方式与躯体化的关系进行阐述,表达了类似于理解交流派的观点。中国传统文化倡导和谐的人际关系,再加之传统文化对情绪的"中和中庸"规范以及对"面子"的看重,个体倾向于压抑情绪情感,尤其是消极情绪情感,而躯体化是情绪的间接表达,能起到舒缓压力的作用,因而在中国文化环境中更具有适应性。

总体而言,体验派和理解交流派隐含了一种对立的观点,体验派认为躯体症状是中国抑郁病人的主要内部体验;而理解交流派则认为中国抑郁症病人的体验与欧裔西方人相似,既能体验到心理症状,也能体验到躯体症状,只是根据交流的对象或者环境,有意识地选择强调躯体症状而已。当然,也有研究者倾向于整合的观点,如 Ryder 和 Chentsova-Dutton(2012)认为:尽管的确存在个体根据特定环境有意选择或隐瞒特定症状体验的情况,但社会环境本身可以影响存在于其中的个体的内部体验。抛开体验派和理解交流派中的文化歧视成分,两派解释的观点并非一定是对立的。随后的临床数据也证明了这一观点(Zhou et al.,2016):"中国躯体化"既反映了面对心理社会压力时,个体直接报告躯体体验的反应方式(体验派观点),又反映了谈论不会带来麻烦的躯体症状的交流策略(理解交流派观点)。关于社会文化环境如何影响个体的体验和感知,Ryder 等研究者(2008)发现,外向型思维(EOT),即个体对外部世界的生活细节而非自身内部情绪的关注,影响了中国临床病人与欧裔加拿大病人在躯体化倾向上的差异。而 EOT 又与文化价值观紧密相关(Dere,Falk,Ryder,2012;Dere,Tang,et al.,2013)。这些发现初步显示了文化影响症状表现的路径:文化价值观影响个体的关注点,进而影响个体的症状表现。

近年,中国本土心理学家也提出了类似的整合观。吕小康和汪新建(2012)提出,中国传统文化中存在一种特有的"意象思维"模式。这一思维方式从天人合一的整体宇宙观出发,将世界万物联系为一个有机整体。在这种思维的影响下,中国传统医学并没有像西方医学一样将身体看作一个静态的解剖器官的组合,而是将自然界的各种变化、脏腑的生理病理反应以及心志联系在一起,构建出体内外环境、身心气血联动的整体。在这种理解框架下,个体在不适状态下(即使是在面对心理社会问题时)会体验到并倾向于同时报告身体、心理症状,这种倾向导致中国临床病人在与欧裔病人的比较中显示出了更高的躯体症状报告率。

症状表现不仅仅反映了个体内在的体验和感知,同时还打上了社会文化的烙印。近年对焦虑症状的躯体化与心理化表达的探索性研究(Zhou et al.,2011)发现,与抑郁的症状表现方式相反,中国人在焦虑症的症状表现上出现了心理化倾向。对于这一研究结果,研究者们认为与焦虑症症状所蕴含的文化意义相关。中国文化孕育着浓厚的避免消极结果的预防性倾向(prevention focus),这一倾向既与对他人的责任感相关(Elliot et al.,2001;Lee et al.,2000;Lockwood et al.,2002),也与焦虑情绪相关(Higgins et al.,1997;Lee et al.,2000)。相比躯体症状,焦虑的心理症状更能表达出个体的社会敏感性,例如,担心朋友,对家人安全的强迫性想法等。因此,焦虑的心理症状就更容易为中国社会所接受。当然,这一理论分析还有待实证数据的支持。

7.3 "文化—心理—大脑":一个综合理解框架

综合现有文化/跨文化研究结果,本研究试图在一个综合的框架,即文化—心理—大脑多维系统下(Ryder,Ban,Chentsova-Dutton,2011),对中国抑郁与焦虑症状的表达进行理解,并为将来的研究提供可供检验的理论假设。以下先从"文化"的概念入手,进而介绍文化—心理—大脑这一框架,然后在这个框架下理解抑郁和焦虑的躯体和心理症状表达,最后从纵向角度对中国文化中抑郁与焦虑的症状表达进行分析。由于诊断分类本身都是文化的产物,我们将作为综合征(syndromes)的抑郁症和焦虑症合在了一起,甚至用"痛苦""不适感"等词来代替这一文化标签。

7.3.1　文化的概念

　　我们对"文化"的理解主要遵循 Shweder(1990)、Markus 和 Kitayama(1991)及 Heine 和 Norenzayan(2006)等研究者所倡导的文化心理学的观点:文化与心理相互建构。文化是一个文化群体共享的信念(beliefs)和行为(practices)。文化对相应群体各成员的影响方式和影响程度不一定一致。并非每个成员都是该文化的完美代表。有些成员可能是文化规范的坚决拥护者,有些成员则可能与文化倡导的信念和行为背道而驰。然而,即使是对这些规范的违背也是文化对个体影响的一种体现,他人也仍然从文化规范的角度来看待这种违背。个体的行为并不止于行为本身,而是通过行为表达意义(Bruner,1990),观察者则是通过个体的行为理解其意义。行为的意义由文化意义体系赋予,而行为一旦发出,则又会对文化体系的形成和发展产生影响,进一步塑造文化体系(Kashima,2000)。因此,文化既内存于心(in the head),同时也外在于人(in the world)。

　　文化的内涵体现在"文化文本"(cultural scripts)这一概念工具中。一般意义上的"文本"包含一系列行为,并支持行为意义的建构和记忆。通常,人们倾向于期待与文本内容一致的信息,容易记住与文本内容一致的事件,易忽略与文本内容不太一致的状况,但会对那些与文本内容反差巨大的信息印象深刻(Bower,Black,Turner,1979)。在现有社会文化相关文献中(例如,DiDaggio,1997;Wierzbicka,1994),文化文本指重要的文化知识的组织单位。前文提到的如何与他人交流自己的痛苦和不适就是重要的文化知识。相关知识以文本为单位储存在大脑中。知识的来源可以是通过社会观察或正规学习获得。文化文本可以是内隐的。在功能上,文化文本帮助个体快速、自动地辨认和提取信息。文本所内含的信息容易被激活,并作为一个整体被加工。个体根据文本发出的行为被他人所观察、理解和采用,从而成为文化文本的组成部分。

　　文化文本在对文化心理病理现象的解释模型中起着重要作用。个体的不适感源自对体内各种信号的感知,但这些信号往往不是以有序的方式呈现,而是混杂着躯体、情绪、认知、行为等各种成分。个体如何去理解这纷繁复杂的不适感进而与其他人进行交流? 通过直接或间接方式"学习"到同样文化环境下其他有类似体验的人的相关描述,个体获得了相应的文化文本,即什么样的体验是"重要"的症状。文化文本帮助个体厘清自身混杂的信号,将注意力和关注点放在文化环境中其他人同样认为有意义的症状上,同时也允许个体将自身体验与文本内容结合起来,使这些体验个人化。当这些经过加工的体验被表达出来,为其他多个观察者所接受时,个人化的体验也成为文化文本中的一部分。随着文化环境的变化,个体的认知、情感与行为发生变化,文化文本也会随之发生变化。

7.3.2 文化—心理—大脑

文化—心理—大脑是文化心理学"文化与心理相互建构"观点的进一步延伸。文化与心理的相互建构是个体社会化过程的组成部分:个体的认知、情感和行为在文化环境中发展,为文化所塑造,同时也影响了文化(Cole,1996)。之所以将大脑整合到我们的理论框架之中是因为大脑是心理健康模型的重要组成部分。如果说文化对心理的影响是"自上而下"的(Geertz,1973),那么大脑对心理的影响则是"自下而上"的。心理并非只是大脑的副现象,它还具有社会性和工具性(Clark & Chalmers,1998;Hutchins,1995;Vygotsky,1978)。另外,大脑具有可塑性,尤其是在个体早期,大脑会根据文化输入做出调整(Wexler,2006)。同时,大脑的这种可塑性并非无限,因而大脑对文化也起着限制的作用。正是大脑和文化的这种相互作用,为人类心理的发展创造了条件。因此,文化、心理、大脑三个要素相互建构,形成了一个多维动态整体。它包含了神经通路、人际关系、认知图式、医疗体系、通信工具等形成的信息网络。

尽管文化—心理—大脑与多年来流行于心理健康领域的生理—心理—社会模型相似,均突出生理、心理和社会文化环境对心理健康的重要性,但二者的一个显著区别在于,文化—心理—大脑基于现有文化心理学、文化精神病学研究成果,强调文化、心理、生理因素的相互建构,组成一个三维一体的整体。

心理病理问题,包括抑郁症和焦虑症,往往是文化、心理、大脑三维相互作用的产物。任何一个维度的变化都会影响到其他维度,但是,最终的结果却不能归结于某一特定维度。一个逻辑类似的例子是,大脑回路出现障碍并不一定是因为相应的神经元出现问题;某个神经元出现障碍也不一定是因为内在的分子存在问题。病理现象可以是由于环路失调所致。也就是说,对一个问题的反应加重了这一问题,但环路涉及的各组成部分均正常(Hacking,1995)。条件反射性恐惧干扰了个体的日常生活,这一障碍涉及大脑,但却并不意味着大脑本身一定出现障碍。

当然,一个维度的障碍可以引发另一个维度的障碍。文化规范、社会经济条件以及社会政治氛围相互作用,导致剧烈的冲突,让身处其中的个体感受到巨大的心理压力,并对个体的大脑产生影响。在这种情况下,就不能忽略社会经济等因素,而仅认为心理痛苦源自大脑。另外,现有研究也发现,心理维度上的干预,如认知行为疗法,能对大脑产生影响(DeRubeis,Siegle,Hollon,2008)。

7.3.3 在文化—心理—大脑框架下理解心理与躯体症状表达

我们认为心理与躯体症状的体验与表达涉及了文化—心理—大脑的所有维度。在大脑维度上,人的躯体与大脑之间不断地进行信号的输送与传递。大脑对各种感觉信号进行监控和整合,保持着对躯体状态的动态表征(Craig,2002;Damasio,2003)。而大脑加工这些内感信息(interoceptive information)的区域同时还起着评估情绪变化,帮助建构主观情绪体验的作用(Craig,2008;Damasio et al.,2000;Blood & Zatorre,2001)。可以说,躯体和心理在神经表征水平上就已经相互联系在一起了。

在心理维度上,个体意识到了一系列躯体和心理变化,并对这些体验进行正常和非正常的判断。这种判断建立在个体自身经验或其他参照经验的基础之上,并且具有情景针对性。例如,感觉身体疲劳在高强度劳作的情况下被认为是正常体验,而在没有任何劳作或者少量低强度运动的情况下则会被认为不正常。双手接触污泥后想洗手被认为是正常想法,而在双手清洁过后还总是害怕自己与家人被细菌或病毒污染则被认为不正常。总之,人们会将自己的当前体验与自身记忆或者与相应情境相联系的合乎常情的情况相对比,以判断自己的体验是正常的还是不正常的。

这些参照经验会影响到个体注意力的分配。注意力往往会集中在特定体验上。有时候,对这些体验的关注本身就会带来一系列感知和行为的变化,进而导致症状的出现。在特定症状上投入更多的注意力也容易增加发现该症状的概率。另外,过多的关注与注意力的投入本身也能促使症状或体验的产生。仅仅想到特定症状就能使个体真实地体验到这一症状(Gonsalves et al.,2004)。最后,个体对"正常"或"非正常"的过度关注可能导致误读相关信号,夸大内部体验。无论抑郁症还是焦虑症,不管躯体化倾向还是心理化倾向,都可能损害个体准确监控自己状态的能力,将注意力集中在那些所谓"重要"的体验上(Paulus & Stein,2010;Gardner et al.,1990)。

此外，人类心理的社会性带来的一个结果是，个体意识到自己是在一群真实或假想的观众面前体验着痛苦：他人会观察到自己的行为并做出解释，他人可能知道也可能不知道自己的想法，由于自身痛苦造成的工作上的损害会影响到他人，他人也会因此而对自己产生不好的印象等。研究显示（Rosenquist et al.，2011），通过社会影响，抑郁和焦虑可以像传染病一样在人群中散播。正是这种社会化赋予了不同体验以不同的意义。也因此有了心理症状与躯体症状的区分。个体往往根据当前情境的需要，报告或强调特定症状体验，以达到快速求助或避免污名等目的。

在文化维度上，如果特定文化环境下多人在面临同样的问题时都做出类似的反应，包括对体验的描述、选择的求助方式等，并且这些反应均行之有效。那么，这些反应就会成为文化文本的一部分。对于中国文化环境下的个体，躯体化就是抑郁症的一个文化文本，这个文化文本包括了直接报告躯体体验的反应方式，以及谈论不会带来麻烦的躯体症状的交流策略（Zhou et al.，2016）。心理化可能是当下中国社会文化环境下焦虑症的一个文化文本，这个文化文本可能包括直接报告焦虑、担心等症状的反应方式，以及为他人负责的自我展示方式（Zhou et al.，2011）。

个体依据这些文化文本对自身的痛苦体验做出反应。被激活的文本将个体的注意力集中在特定反应上，而相应地忽略其他反应。这种注意力的集中又会进一步夸大特定反应，或缩小其他反应，甚至改变个体的体验。因此，特定反应变得突出，并与文化文本中其他因素相互联系：这个反应意味着什么？能不能告诉别人自己的这个体验？等等。总之，这些反应和体验变成了症状。

症状的心理与躯体之分实际上也反映了一种文化观。持身心二元论的人会区分心理与躯体感受，并在自身体验上也感觉二者是分开的。而持身心整合观的人会认为心理与躯体相互联系，并在自身体验上也感觉二者是相互关联的。躯体化反映的是这样一种文化上的总体倾向：聚焦某些躯体症状，减少对其他认知信号的敏感度。同样地，心理化反映的也是一种文化上的总体倾向：优先某些心理症状，减少对其他躯体信号的敏感度。本节对于症状表达的逻辑分析可参见图 7-1。

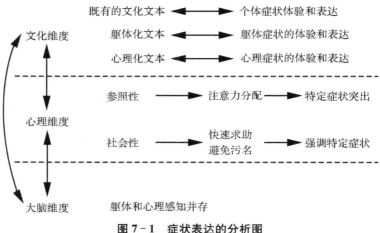

图 7 - 1　症状表达的分析图

7.3.4　中国现代化进程中抑郁症与焦虑症的症状表达

文化与心理是相互建构的。而文化本身并非一个静止的概念。在中国,自1978 年十一届三中全会以来,中国社会各个领域发生了巨大的变化:经济迅猛发展、城市化进程加快、人们的生活水平、健康水平、受教育水平极大地提高,科技拓展了人们的视野并不断地改变着人们的生活方式……与快速的现代化相伴随的是民众的心理变化(Sun & Ryder,2016)。一个明显的现象是个体主义的崛起(Sun & Wang,2010;Hamanura & Xu,2015;Cai,Kwan,Sedikides,2012),集体主义的家庭关系、友情、爱国等部分传统价值观虽然得到保持,但是服从、中庸、含蓄等与传统儒家道德相关的价值观的重要性和关注度却有所下降(Xu & Hamanura,2014;Zeng & Greenfield,2015)。文化环境的变化,伴随个人心理的变化,而个人心理的变化,也影响了文化及文化价值观的变化。

从纵向看,中国人抑郁症和焦虑症的心理与躯体症状表达数据亦显示了类似的趋势。以从同一家中国医院不同时期收集的临床数据为例:Kleinman(1982)的数据收集于改革开放伊始,传统集体主义价值观仍然占据主导地位之时,病人关于抑郁情绪、绝望等的心理症状表达较少,而对于疲劳、睡眠、疼痛等的躯体症状表达较多;到了 2000 年之后,中国现代化建设卓有成效,个体主义发展,集体主义价值观区分发展时,Ryder 等(2008)、Dere 等(2013)、周晓璐等(2011)的研究数据显示中国临床病人抑郁相关情绪的表现有所增加,抑郁相关躯体症状仍然维持,而焦虑、担忧相关且与"家庭""友情""责任"等与集体主义、亲社会相关的情绪表达明显。其他来源的数据亦得到类似结论,如 Chang 等(2017)发现,在中国人群体中,仅对传统亚洲文化有强烈认同感,并持有集体主义价值观的个体更倾向于抑郁的躯体化表达。总而言之,在现代化蓬勃发展时期,伴随着文化与文化价值观的变化,中国人的情绪得到"释放",尤其是与"责任""家庭"等亲社会相关的情绪表达得以增加。因此,对临床病人症状表现的分析,需要与个体所持文化价值观相联系,正如数据所显示的,抑郁躯体化这一文化文本与中国传统生活方式和儒家道德观念呈正相关(Zhou et al.,2016)。如果个体持有更为现代化的价值观,在躯体症状之外,可以期待其有更多心理症状的表达。在大多数人都自由表达抑郁、兴趣丧失、绝望等心理症状时,关于抑郁症的文化文本会发生变化。

关于社会文化、个体主义、集体主义、心理症状与躯体症状的关系,我们并不做直线的、因果关系推论。在现代化进程中,不仅仅有文化价值观的变化,还有诊断标准与诊断体系、科学研究方法、人们对心理疾病的理解与认识等等其他因素的变化,而这些变化均可能影响到个体情绪、症状的表现,或者是关于个体情绪、症状表现的研究发现。

7.4 对将来研究的展望

我们强调文化、个体心理和大脑之间的相互构建,是一个多维的整合系统。从这一视角来看待中国文化下的抑郁和焦虑症的症状表达,需要我们进一步理清中国文化、社会情绪、心理症状、躯体症状以及神经基础之间的关系(Harshaw,2015)。中国文化中,哪些因素或文化文本与个体情绪反应、求助行为相关?文化因素是如何影响到个体的内部体验(包括心理体验和躯体体验)的?临床人群的情绪反应与症状表现有何关联和区别? Chentsova-Dutton 等研究者(2007,2010)发现抑郁症会损害个体按照文化规范表达情绪的能力,其即时情绪(on-line emotion)表现与文化对情绪表现的规范背道而驰。其数据显示,华裔抑郁症患者与华裔健康个体相比,对积极与消极情绪刺激的反应增强,背离了中国文化对情绪表现的"内敛""中庸之道"。抑郁患者的这一情绪特点与其心理和躯体症状体验与表达之间存在什么样的关联?文化环境与个体内部神经活动(如,皮质醇水平的增高)有何关联?个体的内部神经活动是如何影响个体心理与行为表现(如,焦虑和担心)

的？个体长期的心理与行为倾向是如何影响文化价值观等因素的变化的？这些问题均需要进一步的理论和实证研究。

从纵向角度来看，文化、心理与大脑神经系统并非一成不变的，从前文综述中，我们可以大体观察到文化环境与抑郁的躯体、心理症状之间的变化与关联。从 20 世纪 70 年代末开始，中国开始了快速的现代化进程，中国的社会文化环境也随之发生变化，这些变化伴随着个体的心理病理及其心理、躯体症状表现的变化。抑郁症的文化文本也应发生相应的变化，例如，除了躯体化这一文化文本，还出现其他与心理症状表达相关的文本。然而，至今，还没有数据直接揭示和解释这一变化趋势。研究者可以从相关数据库中，通过跨时间研究方法（cross-temporal method），比较不同社会时期相似年龄被试的症状表现方式，从纵向的角度观察中国人症状表现的演化，以及这些变化与哪些社会文化、心理、神经因素相关。

相对于中国抑郁病人症状的研究历史，我们对于中国焦虑病人的症状表达现象的研究还处于探索阶段。中国人焦虑症状的心理化倾向是否在焦虑症下属各焦虑障碍病人躯体中得到验证？换句话说，心理化是否是现阶段中国文化下焦虑症的文化文本？如果是，这一文本与哪些文化因素、神经活动相联系？尽管《美国精神诊断手册》第五版（DSM-V）将强迫症从焦虑症中分离出来，鉴于强迫症症状与焦虑的联系，以及前期的研究结果（即周晓璐等发现中国临床病人的强迫性思维得分较欧裔病人高），仍可对强迫症的症状表达进行研究。此外，中国人焦虑的心理化趋势是由所有心理症状均表现一致所致，还是只是一部分心理症状所致？单个症状表现之间是否存在差异？

现有对抑郁症和焦虑症病人的躯体化和心理化研究多由心理学和精神病学研究者通过自我报告的问卷法进行研究。严格的文化心理病理学研究要求采用多种方法，包括社会实验、生理数据采集、人种志研究，以及情境抽样等，探索相关文化文本以及各社会文化因素是如何影响个体的抑郁和焦虑症状表达方式的。人种志等多元方法的应用，还可以让更多领域的研究者，包括人类学、社会学、文学研究者等加入抑郁和焦虑的症状表达研究中，形成跨学科联合研究。

此外，研究者还可以展开更多的应用研究，评估各种文化文本及相关临床实践。例如，临床工作者应该如何对抑郁症和焦虑症的症状进行评估？治疗师如何了解来访者采用了哪些文化文本？治疗师如何利用来访者的信念、态度和症状表现制定相应的、让来访者能更好地理解并且更为接受的治疗方法？这一系列问题均需要进一步的理论与实践研究。

参考文献

范为桥,张妙清,张建新,等,2011.兼顾文化共通性与特殊性的人格研究:CPAI 及其跨文化应用[J].心理学报,43(12):1418-1429.

康晶,2015.人际观使中国人偏好躯体化表达[J].中国社会科学报.

吕小康,汪新建,2012.意象思维与躯体化症状:疾病表达的文化心理学途径[J].心理学报,(44):276-284.

彭运石,林崇德,车文博,2006.西方心理学的方法论危机及其超越[J].华东师范大学学报,24:49-58.

汪新建,何伶俐,2011.精神疾病诊断标准中的神经衰弱与躯体化的跨文化分歧[J].南京师范大学学报(社会科学版),(5):113-117.

张维熙,沈渔,李淑然,等,1998.中国七个地区精神疾病流行病学调查[J].中华精神科杂志,(31):69-71.

周晓璐,Ryder A G,2018."中国躯体化"? 中国人抑郁与焦虑症状的文化表达[J].中国社会心理学评论,(2):178-197.

朱艳丽,汪新建,2011.躯体化:痛苦表达的文化习惯用语[J].东北大学学报(社会科学版),(3):273-277.

American Psychiatric Association,1994. Diagnostic and statistical manual of mental disorders, 4th edition[M]. Washington, DC: American Psychiatric Association.

American Psychiatric Association,2013. Diagnostic and statistical manual of mental disorders, 5th edition[M]. Washington, DC: American Psychiatric Association.

Andrade L, Caraveo-anduaga J J, Berglund P, et al, 2003. The epidemiology of major depressive episodes: results from the International Consortium of Psychiatric Epidemiology (ICPE) Surveys [J]. International Journal of Methods in Psychiatric Research, (1): 3 - 21.

Bagby R M, Ryder A G, Schuller D R, et al, 2004. The Hamilton Rating Scale for depression: Has the gold standard become a lead weight? [J]. American Journal of Psychiatry, (12): 2163 - 2177.

Bagby R M, Taylor G J, Parker J D A, 1994. The twenty-item Toronto Alexithymia Scale [J]. Journal of Psychosomatic Research, 38(1): 23 - 40.

Bailey P E, Henry J D, 2007. Alexithymia, somatization and negative affect in a community sample [J]. Psychiatry Research, 150: 13 - 20.

Ballenger J C, Davidson J R, Lecrubier Y, et al, 2001. Consensus statement on transcultural issues in depression and anxiety from the International Consensus Group on Depression and Anxiety [J]. Journal of Clinical Psychiatry, (62): 47 - 55.

Ban L M, Kashima Y, Haslam N, 2010. Does understanding behavior make it seem normal? Perceptions of abnormality among Euro-Australians and Chinese-Singaporeans [J]. Journal of Cross-Cultural Psychology.

Barsky A J, Cleary P D, Klerman G L, 1992. Determinants of perceived health status of medical outpatients [J]. Social Science and Medicine, 34: 1147 - 1154.

Barsky A J, Wyshak G, Klerman G L, 1990. The somatosensory amplification scale and its relationship to hypochondriasis [J]. Journal of Psychiatric Research, 24: 323 - 334.

Beard G M, 1869. Neurasthenia or nervous exhaustion [J]. Boston Medical and Surgical Journal, (3): 217 - 220.

Beeman W O, 1985. Dimensions of dysphoria: The view from linguistic anthropology [A]. // Kleinman A, Good B (Eds.), Culture and depression: Studies in the anthropology and cross-cultural psychiatry of affect and disorder (pp. 216-243). Berkeley: University of California Press.

Bellah R N,Madsen R, Sullivan W M, et al, 1985. Habits of the Heart[M]. Berkeley: University of California Press Berkeley.

Blood A J, Zatorre R J, 2001. Intensely pleasurable responses to music correlate with activity in brain regions implicated in reward and emotion[J]. Proceedings of the National Academy of Sciences of the United States of America, 98(20): 11818.

Bogaerts K, Millen A, Li W, et al, 2008. High symptom reporters are less interoceptively accurate in a symptom-related context[J]. Journal of Psychosomatic Research, 65(5): 417 – 424.

Bower G H, Black J B, Turner T J, 1979. Scripts in memory for text[J]. Cognitive Psychology, 11(2):177 – 220.

Bressi C, Taylor G, Parker J, et al, 1996. Cross validation of the factor structure of the 20-item Toronto Alexithymia Scale: an Italian multicenter study [J]. Journal of Psychosomatic Research, (41): 551 – 559.

Bruner J S, 1990. Acts of meaning[M]. Cambridge: Harvard University Press.

Bryne B M, 1994. Structural equation modeling with EQS and EQS/Windows: Basic concepts, applications, and programming [M]. Thousand Oaks, CA: Sage Publications.

Bryne B M, 2011. Structural equation modeling with M-plus: Basic concepts, applications, and Programming [M]. New York: Routledge.

Bylsma L M, Morris B H, Rottenberg J A, 2008. Meta-analysis of emotional reactivity in major depressive disorder[J]. Clinical Psychology Review, 28(4): 676 – 91.

Cai H, Kwan V S, Sedikides C, 2012. A sociocultural approach to narcissism: The case of modern China[J]. European Journal of Personality, 26: 529 – 535.

Chan D W, Chan T S C, 1983. Reliability, validity, and the structure of the general health questionnaire in a Chinese context [J]. Psychological Medicine, 13: 363 – 371.

参考文献

Chang M X, Jetten J, Cruwys T, et al, 2017. Cultural identity and the expression and depression: A social identity perspective [J]. Journal of Community & Applied Social Psychology, 27: 16 – 34.

Chang W C, 1985. A cross-cultural study of depressive symptomatology[J]. Culture, Medicine and Psychiatry, 9: 295 – 317.

Cheng T A, Williams P, 1986. The design and development of a screening questionnaire (CHQ) for use in community studies of mental disorders in Taiwan [J]. Psychological Medicine, 16: 415 – 422.

Chentsova-Dutton Y, Chu J P, Tsai J L, et al, 2007. Depression and emotional reactivity: variation among Asian Americans of East Asian descent and European Americans[J]. Journal of Abnormal Psychology, 116: 776 – 785.

Chentsova-Dutton Y E, Tsai J L, 2010. Self-focused attention and emotional reactivity: The role of culture[J]. Journal of Personality and Social Psychology, 98(3): 507.

Chentsova-Dutton Y, Tsai J L, Gotlib I H, 2010. Further evidence for the cultural norm hypothesis: positive emotion in depressed and control European American and Asian American women[J]. Cultural Diversity and Ethnic Minority Psychology, 16: 284 – 295.

Cheung C K, Bagley C, 1998. Validating an American scale in Hong Kong: The center for epidemiological studies depression Scale (CES-D)[J]. Journal of Psychology, 132(2): 169 – 186.

Cheung F M, 1982. Psychological symptoms among Chinese in urban Hong Kong [J]. Social Science and Medicine, 16: 1339 – 1344.

Cheung F M, 1984. Preferences in help-seeking among Chinese students[J]. Culture, Medicine and Psychiatry, 8: 371 – 380.

Cheung F M, 1989. The indigenization of neurasthenia in Hong Kong [J]. Culture, Medicine, and Psychiatry (13): 227 – 241.

Cheung F M, 1991. Health psychology in Chinese societies in Asia [A]. // Jansen M, Weinman J (Eds.), The international development of health psychology[M]. Readings, UK: Harwood Academic Press: 63 – 74.

Cheung F M, 1995. Facts and myths about somatization among the Chinese [A]. // Lin T Y, Tseng W S, Yeh E K (Eds.), Chinese Societies and Mental Health[C]. Hong Kong: Oxford University Press, 156 - 180.

Cheung F M, 1998. Cross-cultural psychopathology [A]. // Bellack A S, Hersen M (Eds.), Comprehensive psychiatry [M]. UK: Pergamon Press. 10: 35 - 51.

Cheung F M, Kwong J Y Y, Zhang J, 2003. Clinical validation of the Chinese Personality Assessment Inventory [J]. Psychological Assessment, 15: 89 - 100.

Cheung F M, Lau B W K, 1982. Situational variations in help-seeking behavior among Chinese patients [J]. Comprehensive Psychiatry, (23): 252 - 262.

Cheung F M, Lau B W K, Wong S W, 1984. Paths to psychiatric care in Hong Kong [J]. Culture, Medicine and Psychiatry, 8: 207 - 228.

Cheung F M, Leung K, Fan R M, et al, 1996. Development of the Chinese Personality Assessment Inventory (CPAI) [J]. Journal of Cross-cultural Psychology, 27: 181 - 199.

Cheung F M, Leung K, Song W Z, et al. The Cross-Cultural (Chinese) Personality Assessment Inventory-2 (CPAI-2) [M]. Unpublished Manual.

Cheung R Y M, Park I J K, 2010. Anger suppression, interdependent self-construal, and depression among Asian American and European American college students [J]. Cultural Diversity and Ethnic Minority Psychology, 16 (4): 517 - 25.

Chiao J Y, 2009. Cultural neuroscience: A once and future discipline [J]. Progress in Brain Research, 178: 287 - 304

Chi S E, Kim J W, Whang W W, et al, 1997. The study on the clinical aspects of Hwa-Byung patients [J]. Journal of Oriental Neuropsychiatry, (2): 63 - 84.

Chiu C, Gelfand M J, Yamagishi T, et al, 2010. Intersubjective culture: The role of intersubjective perceptions in cross-cultural research[J]. Perspectives

参考文献

on Psychological Science, 5: 482 – 493.

Chiu C Y, Gelfand M J, Yamagishi T. et al, 2010. Intersubjective culture [J]. Perspectives on Psychological Science, (4): 482.

Cho H G, 1991. The treatment methods of stress and Hwa-Byung in Oriental medicine [M]. Seoul, Korea: Open Books.

Chon K K, Cho J R, 2004. Validation studies of CPAI-2 in Korea [A]. In Proceedings of the ⅩⅩⅧ International Congress of Psychology [C]. Beijing, China.

Chon K K, Whang W W, Kim J W, et al, 1997. Emotional stress and Hwa-Byung [J]. Korean Journal of Health Psychology, (1): 168 – 185.

Choong M Y, Wilkinson G, 1989. Validation of 30- and 12-item versions of the Chinese Health Questionnaire (CHQ) in patients admitted for general health screening [J]. Psychological Medicine, 19: 495 – 505.

Chung U S, Rim H D, Lee Y H, et al, 2003. Comparison of reliability and validity of three Korean versions of the 20-Item Toronto Alexithymia Scale [J]. Korean Journal of Psychosomatic Medicine, (11): 77 – 88.

Clark A, Chalmers D, 1998. The extended [J]. Analysis, 58: 7 – 19.

Cole M, 1996. Cultural psychology: A once and future discipline [M]. Cambridge, UK: Cambridge University Press.

Cooper J E, Sartorius N, 1996. (Eds.), Mental disorders in China: Results of the National Epidemiological Survey in 12 areas[M]. London: Gaskell.

Coplan J D, Aaronson C J, Panthangi V, et al, 2015. Treating comorbid anxiety and depression: Psychosocial and pharmacological approaches [J]. World Journal of Psychiatry, 5(4): 366.

Costa P T Jr, Terracciano A, McCrae R R, 2001. Gender differences in personality traits across cultures: robust and surprising findings [J]. Journal of Personality and Social Psychology, (81): 322 – 331.

Craig A D, 2002. How do you feel? Interoception: the sense of the physiological condition of the body [J]. Nature Reviews Neuroscience, 3: 655 – 666.

Craig A D, 2008. Interoception and emotion: a neuroanatomical perspective [A]. // Lewis M, Haviland-Jones J M, Feldman-Barrett L (Eds.), Handbook of emotion[C]. New York: Guilford Press: 272 – 288.

Craig T K, Boardman A P, 1990. Somatization in primary care settings [A]. // Bass C M (ed.). Physical symptoms and psychological illness (73 – 104) [C]. Oxford, UK: Blackwell Scientific Publications.

Damasio A, 2003. Feelings of emotion and the self [J]. Annals of the New York Academy of Sciences, 1001(1): 253 – 261.

Damasio A R, Grabowski T J, Bechara A, et al, 2000. Subcortical and cortical brain activity during the feeling of self-generated emotions[J]. Nature Neuroscience, 3: 1049 – 1056.

Dawis R V, 1987. Scale construction [J]. Journal of Counseling Psychology, (4): 481 – 489.

Dennis C, 2004. Mental health: Asia's tigers get the blues[J]. Nature, 429: 696 – 698.

Dere J, Falk C F, Ryder A G, 2012. Unpacking cultural differences in alexithymia: The role of cultural values among Euro-Canadian and Chinese-Canadian students[J]. Journal of Cross-Cultural Psychology, 43: 1297 – 1312.

Dere J, Ryder A G, Falk C F, 2012. Unpacking cultural differences in alexithymia: The role of cultural values among Euro-Canadian and Chinese-Canadian students [J]. Journal of Cross-Cultural Psychology.

Dere J, Sun J, Zhao Y, et al, 2013. Beyond "somatization" and "psychologization": Symptom-level variation in depressed Han Chinese and Euro-Canadian outpatients[J]. Frontiers in Psychology, 4, 377.

Dere J, Tang Q, Zhu X, et al, 2013. The cultural shaping of alexithymia: Values and externally-oriented thinking in a Chinese clinical sample [J]. Comprehensive Psychiatry, 54: 362 – 368.

DeRubeis R J, Siegle G J, Hollon S D, 2008. Cognitive therapy versus medication for depression: Treatment outcomes and neural mechanisms [J]. Nature Reviews Neuroscience, 9: 788 – 796.

参考文献

DiMaggio P, 1997. Culture and cognition[J]. Annual Review of Sociology, 23: 263 - 287.

Dion K L, 1996. Ethnolinguistic correlates of alexithymia: Toward a cultural perspective [J]. Journal of Psychosomatic Research, 41: 531 - 539.

Draguns J G, 1996. Abnormal behaviour in Chinese societies: Clinical, epidemiological, and comparative studies[A]. // Bond M H (Ed.). Handbook of Chinese Psychology (pp. 412 - 428)[C].

Eid M, Diener E, 2009. Norms for experiencing emotions in different cultures: Inter-and intranational differences [J]. Culture and Well-Being, (5): 169 - 202.

Elliot A J, Chirkov VI, Kim Y, et al, 2001. A cross-cultural analysis of avoidance (relative to approach) personal goals[J]. Psychological Science, 12: 505 - 510.

Eom H J, Kim J W, Whang W W, 1997. A clinical study on the aspects of Hwa in Hwa-Byung patients [J]. Journal of Oriental Neuropsychiatry, (1): 141 - 150.

Fernández-Dols J M, Sánchez F, Carrera P, et al, 1997. Are spontaneous expressions and emotions linked? An experimental test of coherence [J]. Journal of Nonverbal Behavior, 21(3): 163 - 177.

Finkler K, 1985. Symptomatic differences between the sexes in rural Mexico [J]. Culture, Medicine and Psychiatry, 9: 27 - 57.

First M B, Spitzer R L, Gibbon M, et al, 1997. Structured Clinical Interview for DSM-IV Axis I Disorders, Research Version, Patient Edition (SCID-I/P) [M]. New York: Biometrics Research.

Flaberty J A, Gaviria M F, Val E R, 1982. Diagnostic considerations[A]. // Val E R, Gaviria M F, Flaberty J A (Eds.), Affective disorders: Psychopathology and treatment[M]. Chicago: Year Book Medical Publishers.

Gardner R M, Morrell J A, Ostrowski T A, 1990. Somatization tendencies and ability to detect internal body cues[J]. Perceptual & Motor Skills, 71: 354 - 366.

Geertz C, 1973. The interpretation of cultures [M]. New York: Basic Books.

Gelder M, Gath D, Mayou R, et al, 1996. Oxford textbook of psychiatry [M]. Oxford, UK: Oxford University Press.

Gilbert P, 2002. Evolutionary approaches to psychopathology and cognitive therapy [J]. Journal of Cognitive Psychotherapy, 16: 263 – 294.

Goffman E, 1963. Stigma [M]. Englewood Cliffs, N J: Prentice-Hall.

Goldberg D P, 1972. The detection of psychiatric illness by questionnaire (Maudsley Monograph 21)[M]. Oxford, England: Oxford University Press.

Goldberg D P, Bridges K, 1988. Somatic presentations of psychiatric illness in primary care setting[J]. Journal of Psychosomatic Research, 32: 137 – 144.

Goldberg D P, Williams P, 1988. A user's guide to the General Health Questionnaire[M]. Windsor, England: NFER-NELSON.

Gonsalves B, Reber P J, Gitelman D R, et al, 2004. Neural evidence that vivid imagining can lead to false remembering[J]. Psychological Science, 15(10): 655 – 660.

Grabe H J, Rainermann S, Spitzer C, et al, 2000. The relationship between dimensions of alexithymia and dissociation [J]. Psychotherapy and Psychosomatics, 69: 128 – 131.

Gray J A, 1982. The neuropsychology of anxiety: An inquiry into the functions of the septo-hippocampal system[J]. Behavioral and Brain Sciences, 5: 469 – 484.

Gureje O, Simon G E, Ustun T B, et al, 1997. Somatization in cross-cultural perspective: A World Health Organization study in primary care [J]. American Journal of Psychiatry (7): 989 – 995.

Hacking I, 1995. The looping effect of human kinds[A]. In Sperber D, Premack D, Premack A J (Eds.), Causal cognition: A multidisciplinary debate [C]. Oxford: Oxford University Press.

Hamamura T, Xu Y, 2015. Changes in Chinese culture as examined through changes in personal pronoun usage[J]. Journal of Cross-Cultural Psychology, 46:

参考文献

930 – 941.

Hamilton M, 1967. Development of a rating scale for primary depressive illness[J]. British Journal of Social and Clinical Psychology, (4): 278 – 296.

Harshaw C, 2015. Interoceptive dysfunction: Toward an integrated framework for understanding somatic and affective disturbance in depression[J]. Psychological Bulletin, 141: 311 – 363.

Heine S J, Norenzayan A, 2006. Toward a psychological science for a cultural species[J]. Perspectives on Psychological Science, 1: 251.

Henrich J, Heine S J, Norenzayan A, 2010. The weirdest people in the world? [J]. Behavioral and Brain Sciences, 1 – 23.

Herrman H, Patel V, Kieling C, et al, 2022. Time for united action on depression: A Lancet-World Psychiatric Assoication Commission [J]. The Lancet, 399(10328): 957 – 1022.

Higgins E T, Shah J, Friedman R, 1997. Emotional responses to goal attainment: strength of regulatory focus as a moderator [J]. Journal of Personality and Social Psychology, 72: 515 – 525.

Hong G K, Lee B S, Lorenzo M K, 1995. Somatization in Chinese American clients: implications for psychotherapeutic services [J]. Journal of Contemporary Psychotherapy. 25(2): 105 – 118.

Hong Y, Chiu C, 2001. Toward a paradigm shift: From cultural differences in social cognition to social cognitive mediation of cultural differences [J]. Social Cognition (19): 118 – 196.

Hu L, Bentler P M, 1999. Cutoff criteria for fit indexes in covariance structure analysis: Conventional criteria versus new alternatives [J]. Structural Equation Modeling, (6): 1 – 55.

Hutchins E, 1995. Cognition in the wild[M]. Cambridge, MA: MIT Press.

Hwu H G, Yeh E K, Chang L Y, 1989. Prevalence of psychiatric disorders in Taiwan defined by the Chinese Diagnostic Interview Schedule [J]. Acta Psychiatrica Scandinavica, (79): 136 – 147.

Ingram R E, Scott W, Siegle G, 1999. Depression: Social and cognitive aspects [A]. In Millon T, Blaney P H, Davis R D (Eds.), Oxford Textbook of Psychopathology [M]. New York: Oxford University Press: 203 – 226.

Isaac M, Janca A, Orley J, 1996. Somatization: A culture-bound or universal syndrome? [J]. Journal of Mental Health, (5): 219 – 222.

Jackson S W, 1985. Acedia the sin and its relationship to sorrow and melancholia [A]. // Kleinman A, Good B (Eds.), Culture and Depression [M]. LA: University of California Press: 43 – 62.

Jenkins J H, 1994. Culture, emotion, and psychopathology [A]. In Kitayama S, Markus H (Eds.), Emotional and culture: Empirical studies of mutual influence [M]. Washington, DC: American Psychological Association: 307 – 335.

Jenkins J H, Kleinman A, Good B, 1991. Cross-cultural aspects of depression [A]. // Becker J, Kleinman A (Eds.), Advances in affective disorders: Theory and research: Vol. 1. Psychosocial aspects [M]. Hillsdale, NJ: Erlbaum: 67 – 100.

Joukamaa M, Luutonen S, von Reventlow H, 2008. Alexithymia and childhood abuse among patients attending primary and psychiatric care: Results of the RADEP study [J]. Psychosomatics, 49: 317 – 325.

Joyce P R, 1994. The epidemiology of depression and anxiety [A]. // den Boer J A, ad Sisten J M. Handbook of depression and anxiety [M]. New York: Marcel Dekker: 57 – 69.

Kang C S, 1982. Clinical study on the chief complaints of depression neurosis [J]. Human Science, 6: 55 – 60.

Kaplan H I, Sadock B J, 1998. Synopsis of psychiatry [M]. Baltimore, MD: Lippincott, Williams and Wilkins.

Kashima Y, 2000. Conceptions of culture and person for psychology [J]. Journal of Cross-Cultural Psychology (31): 14 – 32.

Kendall P C, Hollon S D, Beck A T, 1987. Issues and recommendations regarding use of the Beck Depression Inventory [J]. Cognitive Therapy and Research (11): 289 – 299.

Kessler R C, Mcgonagle K A, Zhao S Y, 1994. Lifetime and 12-month prevalence of DSM-III-R psychiatric disorders in the United States: Results from the National Comorbidity Survey[J]. Archives of General Psychiatry, 51: 8 – 19.

Keyes C L M, Ryff C D, 2003. Somatization and mental health: a comparative study of the idiom of distress hypothesis[J]. Social Science and Medicine, 57: 1833 – 1845.

Kim E, 1998. The social reality of Korean-American women: Toward crashing with the Confucian ideology[A]. // Song Y I, Moon A (Eds.). Korean-American women: From tradition to modern feminism [J]. Westport, CT: Praeger, 23 – 33.

Kim J W, Lee J H, Lee S G, 1996. A clinical study on Hwa-Byung with Hwa-Byung model of Oriental medicine [J]. Korean Journal of Stress Research, (1): 23 – 32.

Kim J W, Whang W W, 1994. Hwa-Byung in the view of Oriental medicine [J]. Journal of Oriental Neuropsychiatry, (1): 9 – 14.

Kim K I, 1973. Traditional concepts of disease in Korea [J]. Korean J, 13: 12 – 18.

Kim K I, 1977. Clinical study of depressive symptomatology: (Ⅲ) Cross-cultural comparison of depressive symptom[M]. Neuropsychiatry (Seoul), 16: 53 – 60.

Kim K I, 1992. Depressive disorders in Korea[J]. Mental Health Research (Seoul), 11: 21 – 50.

Kim K I, Li D, Kim D H, 1999. Depressive symptoms in Koreans, Korean-Chinese and Chinese: a transcultural study[J]. Transcultural Psychiatry, 36: 303 – 316.

Kim K L, 1999. Culture and illness behavior in South Korea [J]. Transcultural psychiatry, 36: 65 – 77.

Kim K L, Rhi B Y, 1976. A review of Korean cultural psychiatry [J]. Transcultural Psychiatry, 13: 101 – 114.

Kim M T, 2002. Measuring depression in Korean Americans: development of the Kim depression scale for Korean Americans[J]. Journal of Transcultural

Nursing, 13: 109 - 117.

Kim S, Rew L, 1994. Ethnic identity, role integration, quality of life, and depression in Korean-American women[J]. Achieves of Psychiatric Nursing, 6 (8): 348 - 356.

Kirmayer L J, 1987. Languages of suffering and healing: Alexithymia as a social and cultural process [J]. Transcultural Psychiatry, 24(2): 119 - 136.

Kirmayer L J, 1989. Cultural variations in the response to psychiatric disorders and emotional distress [J]. Social Science and Medicine, 29: 327 - 339.

Kirmayer L J, 2001. Cultural variations in the clinical presentation of depression and anxiety: Implications for diagnosis and treatment [J]. Journal of Clinical Psychiatry, (62): 22 - 28.

Kirmayer L J, 2007. Cultural psychiatry in historical perspective[A]. // Bhugra D, Bhui K (Eds.) Textbook of cultural psychiatry[M]. Cambridge: Cambridge University Press, 3 - 19.

Kirmayer L J, 2012. The future of critical neuroscience[A]. // Choudhury S, Slaby J (Eds.), Critical Neuroscience[C]. Oxford: Blackwell.

Kirmayer L J, Robbins J M, 1991. Introduction: Concepts of somatization [A]. // Kirmayer L J, Robbins J M (Eds.), Current concepts of somatization: Research and clinical perspectives[M]. Washington, DC: American Psychiatric Press, 1 - 19.

Kirmayer L J, Robbins J M, 1991. Three forms of somatization in primary care: prevelance, co-occurrence, and socio-demographic characteristics [J]. Journal of Nervous and mental disease, 179: 647 - 655.

Kirmayer L J, Robbins J M, Dworkind M, et al, 1993. Somatization and the recognition of depression and anxiety in primary care [J]. American Journal of Psychiatry, (150): 734 - 741.

Kirmayer L J, Ryder A G, 2016. Culture and psychopathology[J]. Current Opinion in Psychology, 8: 143 - 148.

Kitayama S, Park J, 2010. Cultural neuroscience of the self: Understanding the social grounding of the brain [J]. Social Cognitive and Affective Neuroscience, 5:

119 – 129.

Kleinman A, 1977. Depression, somatization and the new cross-cultural psychiatry[J]. Social Science and Medicine, 11: 3 – 10.

Kleinman A, 1980. Patients and healers in the context of culture [M]. Berkeley, CA: University of California Press.

Kleinman A, 1982. Neurasthenia and depression: A study of somatization and culture in China[J]. Culture, Medicine, and Psychiatry, 6: 117 – 190.

Kleinman A, 1983. The cultural meanings and social uses of illness. A role for medical anthropology and clinically oriented social science in the development of primary care theory and research [J]. Journal of Family Practice, 16: 539 – 545.

Kleinman A, 1986. Social origins of distress and disease: Depression, neurasthenia, and pain in modern China[M]. New Heaven, CT: Yale University Press.

Kleinman A, 1987. Anthropology and psychiatry: The role of culture in cross-cultural research on illness [J]. British Journal of Psychiatry, (151): 447 – 454.

Kleinman A, 1988. Rethinking psychiatry: From cultural category to personal experience [M]. New York: The Free Press.

Kleinman A, 1995. Writing at the margin: Discourse between anthropology and medicine[M]. Berkeley, CA: University of California Press.

Koo B S, Lee J S, 1993. The literature review of Hwa-Byung in Oriental medicine [J]. Journal of Oriental Neuropsychiatry, (1): 1 – 18.

Kwon-Ahn Y, 2001. Substance abuse among Korean-Americans: A social-cultural perspective and framework for intervention [A]. // Straussner S (Eds.), Ethnocultural issues in addiction treatment[C]. New York: Guildford Press, 418 – 435.

Lakoff G, Kövecses Z, 1987. The cognitive model of anger inherent in American English[A]. In Holland D, Quinn N (Eds.), Cultural models in language and thought[C]. Cambridge: Cambridge University Press: 195 – 221.

Lam K N, Marra C, Salzinger K, 2005. Social reinforcement of somatic versus psychological description of depressive events [J]. Behaviour Research Therapy, 43(9): 1203 – 1218.

Larsen R J, Kasimatis M, Frey K, 1992. Facilitating the furrowed brow: An unobtrusive test of the facial feedback hypothesis applied to unpleasant affect [J]. Cognition & Emotion, 6(5): 321 – 338.

Lecrubier Y, 1998. Prescribing patterns for depression and anxiety worldwide [J]. Journal of Clinical Psychiatry, (62): 31 – 36.

Lee A Y, Aaker J L, Gardner W L, 2000. The pleasures and pains of distinct self-construals: the role of interdependence in regulatory focus [J]. Journal of Personality and Social Psychology, 78: 1122 – 1134.

Lee J S, 1994. A summarization of Hwa-Byung [J]. A Commemorative Journal of Retirement: 210 – 216.

Lee S, 1996. Cultures in psychiatric nosology: The CCMD-2-R and International Classification of Mental Disorders [J]. Culture, Medicine, and Psychiatry, (20): 421 – 472.

Lee S, 1998. Estranged bodies, simulated harmony, and misplaced cultures: Neurasthenia in contemporary Chinese society [J]. Psychosomatic Medicine, (60): 448 – 457.

Lee S, 1999. Diagnosis postponed: Shenjing shuairuo and the transformation of psychiatry in post-Mao China[J]. Culture, Medicine, and Psychiatry, 23: 349 – 380.

Lee S A, 1997. Chinese perspective of somatoform disorders [J]. Journal of Psychosomatic Research, (2): 115 – 119.

Lee S H, 1977. A study on the Hwa-Byung (anger syndrome) [J]. Journal of Korea General Hospital, (2): 63 – 69.

Lee S, Kleinman A, 2007. Are somatoform disorders changing with time? The case of neurasthenia in China[J]. Psychosomatic Medicine, 69(9): 846.

Lee S, Tsang A, Zhang M Y, 2007. Lifetime Prevalence and Inter-cohort Variation in DSM-IV Disorders in Metropolitan China[J]. Psychologial Medicine,

参考文献

37: 61 - 71.

Lee Y H, Rim H D, Lee J Y, 1996. Development and validation of a Korean version of the 20-item Toronto. Alexithymia Scale (TAS-20K) [J]. Journal of Korean Neuropsychiatric Assocication, (35), 888 - 899.

Leff J, 1977. The cross-cultural psychiatry of emotions [J]. Culture, Medicine and Psychiatry, 1: 317 - 350.

Leff J, 1980. The cross-cultural study of emotions [J]. Culture, Medicine and Psychiatry, 1: 317 - 350.

Leff J, 1981. Psychiatry around the globe: A transcultural view [M]. New York: Marcel Dekker.

Lépine J P, 2001. Epidemiology, burden, and disability in depression and anxiety [J]. Journal of Clinical Psychiatry, (62): 4 - 10.

Lépine J P, Gastpar M, Mendlewicz J, et al, 1997. Depression in the community: The first pan-European study DEPRES (Depression Research in European Society) [J]. International Clinical Psychopharmacology, (12): 19 - 29.

Lin K M, 1983. Hwa-Byung: A Korean culture-bound syndrome? [J]. American Journal of Psychiatry, (1): 105 - 107.

Lin K M, Lau J K C, Yamamoto J, et al, 1992. Hwa-byung: A community study of Korean Americans [J]. Journal of Nervous & Mental Disease, (6): 386 - 391.

Lin N, 1989. Measuring depressive symptomatology in China [J]. Journal of Nervous and Mental Disease, (177): 121 - 131.

Lin T Y, 1985. Mental disorders and psychiatry in Chinese culture: characteristic features and major issues [A]. // Tseng W S, Wu D Y H (Eds.), Chinese Culture and Mental Health [M]. New York: Academic Press: 369 - 394.

Lin T Y, Lin M C, 1981. Love, denial and rejection: Responses of Chinese families to mental illness [A]. // Kleinman A, Lin T Y. Normal and abnormal behavior in Chinese culture [C]. Boston, MA: D Reidel, 387 - 401.

Lin T Y, Tardiff K, Donetz G, et al, 1978. Ethnicity and patterns of help-seeking [J]. Culture, Medicine and Psychiatry, 2: 3 - 13.

Little T D, Cunningham W A, Shahar G, 2002. To parcel or not to parcel: exploring the question, weighing the merits [J]. Structural Equation Modeling, (9): 151 - 173.

Liu X C, Kurita H, Guo C Q, et al, 2000. Behavioral and emotional problems in Chinese children: teacher reports for ages 6 to 11[J]. Journal of Child Psychology and Psychiatry, 41: 253 - 260.

Liu X C, Tein J Y, Zhao Z T, et al, 2005. Suicidality and correlates among rural adolescents of China[J]. Journal of Adolescent Health, 37: 443 - 451.

Lockwood P, Jordan C H, Kunda Z, 2002. Motivation by positive or negative role models: regulatory focus determines who will best inspire us[J]. Journal of Personality and Social Psychology, 83: 854 - 864.

Markus H R, Kitayama S, 1991. Culture and the self-implications for cognition, emotion, and motivation[J]. Psychological Review, 98: 224 - 253.

Marsella A J, Kinzie D, Gordon P, 1973. Ethnic variations in the expression of depression [J]. Journal of Cross-Cultural Psychology, (4): 435 - 458.

Mauss I B, Bunge S A, Gross J J, 2008. Culture and automatic emotion regulation[A]. // Vandekerckhove Marie, von Scheve C, Ismer S, Jung S, Kronast S (Eds.), Regulating emotions: culture, social necessity, and biological inheritance[C]. Malden, MA: Wiley-Blackwell: 39 - 60.

Mauss I B, Evers C, Wilhelm F H, et al, 2006. How to bite your tongue without blowing your top: implicit evaluation of emotion regulation predicts affective responding to anger provocation [J]. Personality and Social Psychology Bulletin, 32(5): 589 - 602.

Mauss I B, Levenson R W, McCarter L, et al, 2005. The tie that binds? Coherence among emotion experience, behavior, and physiology[J]. Emotion, 5 (2): 175 - 90.

Mauss I B, Wilhelm F H, Gross J J, 2004. Is there less to social anxiety than meets the eye? Emotion experience, expression, and bodily responding [J].

Cognition & Emotion, 18(5): 631 – 642.

McCrae R R, Costa P T Jr, Ostendorf F, et al, 2000. Nature over nurture: temperament, personality, and life span development[J]. Journal of Personality and Social Psychology, (78): 173 – 186.

McIntosh D N, 1996. Facial feedback hypotheses: Evidence, implications, and directions [J]. Motivation and Emotion, 20(2): 121 – 147.

Mealey L, 2005. Evolutionary psychopathology and abnormal development [A]. // Burgess R L, MacDonald K (Eds.), Evolutionary perspectives on human development[C]. Thousand Oaks, CA: Sage Publications.

Mesquita B, Karasawa M, 2002. Different emotional lives [J]. Cognition & Emotion, (1): 127 – 141.

Min S K, 1989. A study of the concept of Hwa-Byung [J]. Journal of Korean Neuropsychiatry Association, (4): 604 – 616.

Min S K, 1991. Hwa-Byung and the psychology of Hahn [J]. Journal of Korean Neuropsychiatry Association, (11): 1189 – 1198.

Min S K, Kim J H, 1986. A study on Hwa-Byung in Bogil Island [J]. Journal of Korean Neuropsychiatry Association, (3): 459 – 466.

Min S K, Lee H Y, 1989. A clinical study of Hwa-Byung [J]. Transcultural Psychiatric Research Review, (26): 140 – 144.

Min S K, Lee M H, Kang H C, et al, 1987. A clinical study of Hwa-Byung [J]. Journal of Korean Medical Association, (2): 187 – 197.

Min S K, Namkoong K, Lee H Y, 1990. An epidemiological study on Hwa-Byung [J]. Journal of Korean Neuropsychiatry Association, (4): 867 – 873.

Min S K, Park C S, Han J O, 1993. Defense mechanism and coping strategies in Hwa-Byung [J]. Journal of Korean Neuropsychiatry Association, (4): 506 – 516.

Moon C M, Kim J H, Whang W W, 1988. The bibliographical study on stress and Hwa [J]. Journal of Korean Oriental Internal Medicine, (1): 153 – 159.

Murray C J, Lopez A D, 1996. The global burden of disease [M].

Cambridge, MA: Harvard University Press.

Mutheén L K, Muthén B O, 2007. M-plus user's guide[M]. 5th ed. Los Angeles: Muthén & Muthén.

Nesse R M, 2000. Is depression an adaptation? [J]. Archives of General Psychiatry, (57): 14 – 20.

Öhman A, Mineka S, 2001. Fears, phobias, and preparedness: Toward an evolved module of fear and fear learning [J]. Psychological Review, 108: 483 – 522.

Okazaki S, 2000. American and White American differences on affective distress symptoms: Do symptom reports differ across reporting methods? [J]. Journal of Cross-Cultural Psychology, (5): 603 – 625.

Pallant J, 2007. SPSS Survival Manual: A step by step guide to data analysis using SPSS for Windows [M]. UK: Open University Press.

Pang K Y C, 1998. Symptoms of depression in elderly Korean immigrants: Narration and the healing process [J]. Culture, Medicine and Psychiatry, (1): 93 – 122.

Pang K Y C, 2000. Symptom expression and somatization among elderly Korean immigrants [J]. Journal of Clinical Geropsychology, (3): 199 – 212.

Pak J H C, 2006. Korean-American Women: Stories of acculturation and changing selves [M]. New York: Routledge.

Park H J, 1971. The characteristic complaints of depression according to their socio-economic status in Korea[J]. Journal of Woo Sok Medical School (Seoul), 8: 331 – 348.

Park J H, Min S G, Lee M H, 1997. A study on the diagnosis of Hwa-Byung [J]. Journal of Korean Neuropsychiatry Association, (3): 496 – 502.

Park S Y, Bernstein K S, 2008. Depression and Korean American immigrants [J]. Archives of Psychiatric Nursing, (22): 12 – 19.

Park Y J, Kim H S, Kang H C, et al, 2001. A survey of Hwa-Byung in middle-age Korean women [J]. Journal of Transcultural Nursing, 12: 115 – 122.

Parker G, Chan B, Tully L, et al, 2005. Depression in the Chinese: the impact of acculturation [J]. Psychological Medicine, (10): 1475 - 1484.

Parker G, Cheah Y C, Roy K, 2001. Do the Chinese somatize depression? A cross-cultural study [J]. Social Psychiatry and Psychiatric Epidemiology, 36: 287 - 293.

Parker G, Gladstone G, Chee K T, 2001. Depression in the planet's largest ethnic group: The Chinese [J]. American Journal of Psychiatry, (158): 857 - 864.

Paulus M P, Stein M B, 2010. Interoception in anxiety and depression[J]. Brain Structure and Function, 214: 451 - 463.

Pennebaker J W, Brittingham G L, 1982. Environmental and sensory cues affecting the perception of physical symptoms[A]. // Baum A, Singer J (Eds.), Advances in environmental psychology, (4): 115 - 136 [C]. Hillsdale, NJ: Erlbaum.

Pennebaker J W, Watson D, 1988. Blood pressure estimation and beliefs among normotensives and hypertensives [J]. Health Psychology, 7: 309 - 328.

Pennebaker J W, Watson D, 1991. The psychology of somatic symptoms [A]. // Kirmayer L J, Robbins J M (Eds.), Current concepts of somatization: Research and clinical perspectives[C]. Washington, DC: American Psychiatric Press, 21 - 35.

Philippot P, Rimé B, 1997. The perception of bodily sensations during emotion: A cross-cultural perspective[J]. Polish Psychological Bulletin, 28(2): 175 - 188.

Phillips M R, Zhang J X, Shi Q C, et al, 2009. Prevalence, treatment, and associated disability of mental disorders in four provinces in China during 2001-05: an epidemiological survey[J]. The Lancet, 373: 2041 - 2053.

Radloff L S, 1977. The CES-D scale: a self-report depression scale of research in the general population[M]. Applied Psychological Measurement, 1: 385 - 401.

Raguuram R, Weiss M G, Channabasavanna S M, et al, 1996. Stigma, depression, and somatization in South India [J]. American Journal of Psychiatry,

153(8): 1043 - 1049.

Rin H, Huang M G, 1989. Neurasthenia as nosological dilemma [J]. Culture, Medicine, and Psychiatry, (13): 215 - 226.

Ritsher J E B, Otilingam P G, Grajales M, 2003. Internalized stigma of mental illness: Psychometric properties of a new measure [J]. Psychiatry Research, 121: 31 - 49.

Robins L N, Regier D A, 1991. Psychiatric disorders in America: The Epidemiological Catchment Area Study[M]. New York: Free Press.

Rosenquist J N, Fowler J H, Christakis N A, 2011. Social network determinants of depression[J]. Molecular Psychiatry, 16(3): 273 - 281.

Ruch W, 1995. Will the real relationship between facial expression and affective experience please stand up: The case of exhilaration [J]. Cognition & Emotion, 9(1): 33 - 58.

Russell J A, Yik M S M, 1996. Emotion among the Chinese [A]. // Bond M H. The handbook of Chinese psychology [C]. Hong Kong: Oxford University Press, 166 - 188.

Ryder A G, 2004. Cross-cultural differences in the presentation of depression: Chinese somatization and western psychologization [D]. BC: the University of British Columbia.

Ryder A G, Ban L M, Chentsova-Dutton Y E, 2011. Towards a cultural-clinical psychology[J]. Social and Personality Psychology Compass, 5: 960 - 975.

Ryder A G, Bean G, Dion K L, 2000. Caregiver responses to symptoms of first-onset psychosis: A comparative study of Chinese- and Euro-Canadian families [J]. Transcultural Psychiatry, 37: 225 - 236.

Ryder A G, Chentsova-Dutton Y E, 2012. Depression in cultural context: 'Chinese somatization', revisited[J]. Psychiatric Clinics of North America, 35: 15 - 36.

Ryder A G, Doucerain M M, Zhou B, et al, 2021. On dynamic contexts and unstable categories:Steps toward a cultural-clinial psychology [A]. // Gelfand M

参考文献

J, Chiu C, Hong Y. Handbook of advances in culture and psychology [M]. NewYork: Oxford University Press: 195-243.

Ryder A G, Sun J, Zhu X, et al, 2012. Depression in China: Integrating Developmental Psychopathology and Cultural-Clinical Psychology [J]. Journal of Clinical Child & Adolescent Psychology.

Ryder A G, Yang J, Heine S J, 2002. Somatization vs. psychologization of emotional distress: A paradigmatic example for cultural psychopathology [A]. // Lonner W J, Dinnel D L, Hayes S A, Sattler D N (Eds.), Online readings in psychology and culture (unit 9, chap. 3) [C]. Western Washington University: Center for Cross-Cultural Research.

Saarijarvi S, Salminen J K, Toikka T B, 2001. Alexithymia and depression: A 1-year follow-up study in outpatients with major depression [J]. Journal of Psychosomatic Research, 51: 729-733.

Sayar K, Kirmayer L J, Taillefer S S, 2003. Predictors of somatic symptoms in depressive disorder [J]. General Hospital Psychiatry, (25): 108-114.

Scollon C N, Diener E D, Oishi S, et al, 2004. Emotions across cultures and methods [J]. Journal of Cross-Cultural Psychology: 304-326.

Seo K Y, 1968. Phenomenological study on the complaints of depression in Korea[J]. Journal of Woo Sok Medical School (Seoul), 5: 379-390.

Shixie L, 1989. Neurasthenia in China: Modern and traditional criteria for its diagnosis [J]. Culture, Medicine, and Psychiatry, (13): 163-186.

Shon S P, Ja D Y, 1982. Asian families[A]. In McGoldrick M, Pearce J K, Giordano J (Eds.), Ethnicity and family therapy[C]. New York: The Guilford Press, 208-228.

Shweder R A, 1990. "Cultural psychology: What is it? "[A]. In Stigler J W, Shweder R A, Herdt G (Eds.), Cultural psychology: Essays on comparative human development [M]. Cambridge: Cambridge University Press: 1-4.

Shweder R A, Haidt J, 2000. Cultural psychology of the emotions: Ancient and new [A]. In Lewis M, Haviland J (Eds.), The Handbook of Emotions [M]. New York: Guifford.

Simon G E, 1991. Somatization and psychiatric disorders[A]. // Kirmayer L J, Robbins J M (Eds.), Current concepts of somatization: Research and clinical perspectives[C]. Washington, DC: American Psychiatric Press, 37 – 62.

Simon G E, VonKorff M, Piccinelli M, et al, 1999. An international study of the relation between somatic symptoms and depression [J]. New England Journal of Medicine, (341): 1329 – 1335.

Singer K, 1975. Depression disorders from a transcultural perspective [J]. Social Science and Medicine, (9): 289 – 301.

Soto J A, Perez C R, Kim Y H, et al, 2011. Is expressive suppression always associated with poorer psychological functioning? A cross-cultural comparison between European Americans and Hong Kong Chinese [J]. Emotion, 11(6): 1450 – 1455.

Sun J, Ryder A G, 2016. The Chinese experience of rapid modernization: Sociocultural changes, psychological consequences? [J]. Frontiers in Psychology, 7: 1 – 13.

Sun J, Wang X, 2010. Value differences between generations in China: a study in Shanghai[J]. Journal of Youth Studies. 13: 65 – 81.

Tabachnick, Fidell, 1996. Using multivariate statistics [M]. NY: Harper Collins College Publishers.

Tanaka-Matsumi J, Draguns J G, 1997. Culture and psychopathology [A]. // Berry J W, Segall M H, Kagitc,ibasi C (Eds.), Handbook of Cross-Cultural Psychology, Volume 3: Social Behavior and Applications[M]. Needham Heights, MA: Allyn & Bacon: 449 – 491.

Taylor G J, Bagby R M, Parker J D, 2003. The 20-item Toronto Alexithymia Scale: IV. Reliability and factorial validity in different languages and cultures[J]. Journal of Psychosomatic Research, 55: 277 – 283.

The Lancet, 2012. Depression and the global economic crisis: is there hope? [J]. The Lancet, 380(9849): 1203.

Tseng W S, 1975. The nature of somatic complaints among psychiatric patients: The Chinese case[J]. Comprehensive Psychiatry, 16: 237 – 245.

参考文献

Tsoi W F, 1985. Mental health in Singapore and its relation to Chinese culture [A]. // Tseng W S, Wu Y H. Chinese culture and mental health [M]. Orlando, FL: Academic Press, 229 – 250.

Ullman J B, 1996. Structural equation modeling [A]. In Tabachnick B G, Fidell L S (Eds.), Using multivariate statistics [M]. New York: Harper Collins College Publishers, 708 – 819.

Valsiner J, 1989. Human development and culture: The social nature of personality and its study [M]. Lexington, MA: Lexington Books.

Vygotsky L S, 1978. Mind in Society: The development of higher psychological processes [M]. Cambridge, MA: Harvard University Press.

Ware N C, Kleinman A, 1992. Depression in neurasthenia and chronic fatigue syndrome [J]. Psychiatric Annals, (4): 202 – 208.

Waza K, Graham A V, Zyzanski S J, et al, 1999. Comparison of symptoms in Japanese and American depressed primary care patients [J]. Family Practice, (5): 528 – 533.

Weissman M M, Bland R C, Canino G J, et al, 1996. Cross-national epidemiology of major depression and bipolar disorder [J]. Journal of the American Medical Association, 276: 293 – 299.

Wexler B E, 2006. Brain and culture: Neurobiology, ideology, and social change [M]. Cambridge, MA: MIT Press.

Wichers M, Geschwind N, van Os J, et al, 2010. Scars in depression: is a conceptual shift necessary to solve the puzzle? [J]. Psychological Medicine, 40 (3): 359 – 365.

Wing J K, Sartorious N, Üstün T B, 1998. Diagnosis and clinical measurement in psychiatry: A reference manual for SCAN/PSE-10 [M]. Cambridge, UK: Cambridge University Press.

Xu Y, Hamamura T, 2014. Folk beliefs of cultural changes in China[J]. Frontiers in Psychology, 5, 1066.

Yang L H, Kleinman A, 2008. 'Face' and the embodiment of Stigma: Schizophrenia and AIDS in China[J]. Social Science and Medicine, 67: 398 – 408.

Yang Y Y, Li H J, Zhang Y, et al, 2008. Age and gender differences in behavioral problems in Chinese children: Parent and teacher reports[J]. Asian Journal of Psychiatry, 1: 42 – 46.

Yan H, 2005. Confucian thought: Implications for psychotherapy [A]. // Tseng Wen-shing, Chang, Suk Choo, Nishizono, Masahisa (Eds.). Asian culture and psychotherapy: Implications for East and West. (pp. 129 – 141) [A]. Hawai: University of Hawai'I Press.

Yan H Q, 1991. Neurasthenia in China [J]. Psychiatric Annals, (22): 188 – 189.

Yen S, Robins C J, Lin N, 2000. A cross-cultural comparison of depressive symptom manifestation: China and the United States [J]. Journal of Consulting and Clinical Psychology, (68): 993 – 999.

Yoo S K, 2001. The cultural impact on depression expression and attitudes toward seeking professional help: a comparative study of Americans and South Koreans [J]. Asia Pacific Education Review, 2: 94 – 100.

Yoo S K, Skovhot T M, 2001. Cross-cultural examination of depression expression and help-seeking behavior: a comparative study of American and Korean college students[J]. Journal of College Counseling, 4: 10 – 19.

Yu C Y, 2002. Evaluating cutoff criteria of model fit indices for latent variable models with binary and continuous outcomes [D]. LA: University of California.

Zeng R, Greenfield P M, 2015. Cultural evolution over the last 40 years in China: using the Google Ngram Viewer to study implications of social and political change for cultural values[J]. International Journal of Psychology, 50: 47 – 55.

Zhang J, Norvilitis J M, 2002. Measuring Chinese psychological well-being with Western developed instruments[J]. Journal of Personality Assessment, 79: 492 – 511.

Zhi-Zhong L, 1984. Traditional Chinese concepts of mental health [J]. Journal of the American Medical Association, 252: 22.

Zhou T X, Zhang S P, Jiang Y Q, et al, 2000. Epidemiology of neuroses in a Shanghai community[J]. Chinese Mental Health Journal, 14: 332 – 334.

Zhou X, Dere J, Zhu X, et al, 2011. Anxiety symptom presentations in Han

Chinese and Euro-Canadian outpatients: Is distress always somatized in China? [J]. Journal of Affective Disorders, 135: 111 – 114.

Zhou X, Min S, Sun J, et al, 2015. Extending a structural model of somatization on South Koreans: Cultural values, somatization tendency, and the presentation of depressive symptoms[J]. Journal of Affective Disorders, 176: 151 – 154.

Zhou X, Peng Y, Zhu X, et al, 2016. From culture to symptom: Testing a structural model of 'Chinese somatization'[J]. Transcultural Psychiatry, 53: 3 – 23.

Zhu X, Yi J, Yao S, et al, 2007. Cross-cultural validation of a Chinese translation of the 20-item Toronto Alexithymia Scale [J]. Comprehensive Psychiatry, 48(5): 489 – 496.